骨健康必听必看

总主编

董 健

U0316069

髋膝关节病
那些事儿

姚振均　邵云潮　李 娟　**编著**

上海科学技术出版社

图书在版编目（ＣＩＰ）数据

髋膝关节病那些事儿 / 姚振均，邵云潮，李娟编著
. -- 上海 ：上海科学技术出版社，2020.10
（骨健康必听必看 / 董健总主编）
ISBN 978-7-5478-5038-1

Ⅰ. ①髋… Ⅱ. ①姚… ②邵… ③李… Ⅲ. ①髋关节－
关节疾病－防治②膝关节－关节疾病－防治 Ⅳ.
①R684

中国版本图书馆CIP数据核字(2020)第162899号

髋膝关节病那些事儿
（骨健康必听必看）
董　健　总主编
姚振均　邵云潮　李　娟　编著

上海世纪出版（集团）有限公司
上海科学技术出版社　出版、发行
（上海钦州南路 71 号　邮政编码 200235　www.sstp.cn）
上海展强印刷有限公司印刷
开本 787×1092　1/16　印张 11
字数 140 千字
2020 年 10 月第 1 版　2020 年 10 月第 1 次印刷
ISBN 978 - 7 - 5478 - 5038 - 1/R·2155
定价：42.00 元

本书如有缺页、错装或坏损等严重质量问题，请向工厂联系调换 电话：021-66366565

编委会

总主编

董　健

本书编著

姚振均　邵云潮　李　娟

本书编委

曹　露　陈及非　华秉轩　黄晋旺　贾玖德　蒋昊辰
姜允琦　马易群　沈文晖　田　波　王晓峰　王会仁
徐沁同　杨　轶　袁恒锋　张越琦

总序

随着互联网日新月异的发展,大众很容易获取所需信息,但各种不正确的信息充斥着网络和传媒,医疗保健知识更是首当其冲。如何将正确的知识以通俗易懂的方式传送给大众,是我们医务工作者必须承担的责任。

本套丛书编者在长期临床工作中发现,久坐、伏案、长时间使用电脑及手机等不良习惯,导致腰突症、颈椎病等以往认为的"老年病"呈年轻化的趋势。与此同时,随着老龄化社会的到来,老年性骨科疾病的患者人数也在不断上升,不同程度地困扰着老年人,如骨关节病、骨质疏松症等,严重影响老年人的生活质量,给家庭和社会造成沉重的负担。这些疾病的治疗和康复需要大众有正确的生活习惯和工作方式,根据疾病的不同阶段,患者也需要针对性的康复和保养建议。

对于任何疾病,预防胜过各种灵丹妙药,骨科疾病也如此,大众若能懂得一些相关知识并在日常生活中加以注意,就可以大大降低各类疾病的发生率,这也是我们十几年来坚持科普的初衷。而医务人员限于临床工作的繁忙,在门诊和住院的有限时间内,无法向患者及家属详细解说。我们感到很有必要从理论上全面、系统地解释清楚骨骼疾病的来龙去脉。因此,我们编写了"骨健康必听必看"丛书,患者及家属就医前通过阅读本系列丛书就能了解疾病的一些基本知识;而住院患者在治疗的闲暇时间也可阅读此书,配合治疗。患者可以有针对性地咨询,医生也可以有的放矢地解释,弥补了外科医生在门诊出诊及住院手术中普遍存在因时间紧张无法做到详细解释的缺憾。

复旦大学附属中山医院是蔡元培先生倡议，第一家为纪念孙中山先生并以之命名的、中国人创办的综合性大医院。在砥砺前行的八十余年里，中山医院始终秉承"严谨、求实、团结、奉献"的院训，坚持"一切为了病人"的中山精神，遵循建院先贤"注重平民，普及卫生教育"的倡议。不仅致力于治病救人，而且不遗余力地对社会进行卫生科普教育，科普工作始终走在全国大型公立医院的前列。中山医院骨科也历来就有重视科普的传统，我们在十余年前陆续编写了《专家解答腰椎间盘突出症》《专家诊治腰椎间盘突出症》和《细说腰椎退行性疾病》，以理论丰富、内容实用受到广大读者朋友的欢迎，成为许多患者床边的康复指导书，至今已重印 20 余次，发行 10 余万册，并以此为基础获得 2014 年国家科技进步奖二等奖，被国家相关权威机构推荐。

2018 年 12 月，作为大型公立医院的学科团队，在近年国家加快推进健康中国建设的背景下，我们与时俱进，牵头联合复旦大学各个附属医院及新闻学院、公共卫生学院成立了国内首家医学科普研究所——复旦大学医学科普研究所，打造了多学科、多领域、系统、全面的专业医学科普平台。医学科普研究所成立后，我们国家科技进步奖获奖团队精心编撰拍摄了颈椎、腰椎及关节系列健身操视频，这些视频先后被央视新闻、人民日报、新华社等权威媒体推荐，在网络上的播放量已达数千万，获得了很好的社会反响。另外，每年医院内的"中山健康促进大讲堂"科普讲座，骨科举办近 30 场讲座，为全院最多，时间跨度长达半年。我们把相关视频加以整理，作为丛书配套视频的一部分，让读者在看书的同时，增加获取知识的途径。

这套丛书由复旦大学附属中山医院骨科长期从事临床工作的一线医生编写完成，编者对患者的需求和困扰的问题有着最直接的了解和体会，保证了内容的实用性；作为全国知名的三甲医院副主任医师或医学博士以上人员，他们都有留学深造学习的经历，始终走在专业发展的前沿，从而能保证内容的权威性、先进性；丛书设计的问题多为患者提出的，我们结合临床实践，内容上层层深入，涵盖疾病的病因、病理、临床表现、诊断到治疗和自我预防，重点介绍了目前医学界对这些疾病的最新认识、最新诊断、治疗技术和康复预防方法，希望不但能"治已病"，还能"治未病"。本系列丛书适合不同年龄及层次的人群，也适合医学生、低年资医生和基层医务工作者阅读。

国家卫生健康委员会有突出贡献中青年专家
上海市科技精英，上海市领军人才
复旦大学医学科普研究所所长
复旦大学附属中山医院骨科主任，脊柱外科主任
二级教授，主任医师，博士生导师
董　健
2020 年 6 月

前言

人类日常生活中的绝大部分活动都需要依靠下肢的行走能力来实现,因此下肢关节的功能至关重要。遗憾的是,大部分的关节疾病也发生在下肢,特别是髋关节和膝关节,是最常见的关节疾病受累部位。关节疾病的种类很多,包括退变、坏死、发育不良、畸形、炎症、外伤、感染等,受累关节最常见的症状就是各种各样性状不一的疼痛。骨科门诊就诊的患者中,各类关节疼痛者占了很大比例。对于大部分的关节疾病来说,"七分靠保养,三分靠医药",这些疾病自然发展史漫长,通过日常的保养和锻炼,可以长期停留在不用手术的阶段。还有一些关节疾病,或者慢性关节疾病发展到一定程度,可能就不是简单的保养能奏效的了,有的需要长期用药控制,比如类风湿关节炎,也有的一开始就需要手术治疗,比如股骨头坏死;绝大多数终末期的关节病患者,最终都需要进行人工关节置换手术,以重建关节功能,恢复和提高生活质量。关节疾病的这些相关知识自成体系,内容庞杂,如果患者能够更多、更深入地了解这些知识,可以极大地提升其自我管理能力,也有助于更好的医患沟通,使各种治疗事半功倍,取得更好效果。

本书的编者都是复旦大学附属中山医院的骨科医生,作为三甲医院的外科医生,他们的日常工作场所包括手术室、病房、门诊,也经常到各级社区义诊和举办各种科普讲座。在不同的场景下,不同的患者所迫切需要了解的内容也有所不同,但限于时间,留给每位患者的时间很短,甚至只有数分钟,很难把问题讲透。患者看完医生，仍有很多疑惑，导致对就诊经历不满意；或者自己搜索答案，难免接收到错误信息；以上这些都构成了我们写作本书的动力。外科医生写科普，优势还在于能把手术的前因后果写得比较清楚，让已经需要手术干预的患者解除疑虑、配合治疗和康复，获得更好的手术治疗效果。当然，很多功夫其实是在手术之外，我们写作的过程也是对知识的梳理和凝练，督促我们优化、细化日常工作，以患者为中心，做一个有温度的医务工作者。

鉴于以上，我们编写了本书，希望能全面、系统、通俗地解答日常生活和临床中常见的、老百姓关心的关节问题，补充我们日常工作中的不足，解答患者疑惑，也为广大患者和健康人群提供康复保健和治疗的参考。我院骨科历来就有重视科普的传统，每年院内的"中山健康促进大讲堂"科普讲座，骨科包揽近 30 场，为全院最多；疫情期间，我们也开展了一些公益科普直播，为全民抗疫贡献自己微薄的力量。编者把这些讲座中有关关节疾病的视频录音、录像整理后作为本书影视资料的一部分，让读者增加获取知识的途径并更有利于内容理解。因为大家平时临床及科研工作十分繁忙，本书为利用休息时间编写而成，时间较为仓促，不足与疏漏之处，还请各位读者和同道不吝批评指正。本书同时还可供低年资医生和社区工作者阅读参考。

复旦大学附属中山医院骨科

姚振均　主任医师

邵云潮　副主任医师

李　娟　主治医师

2020 年 9 月

目录

第一讲

了解症状
这些关节疾病的表现你需要关注

关节疾病有哪些共性问题

■
■
■
■

▶ 1. 不同关节炎疼痛不一样吗

最常见的关节疾病是各种类型的关节炎,通常表现为慢性的疼痛、畸形和逐渐进展的功能障碍,但不同类型的关节炎又有各自的特点,以下是一些常见的关节炎。

骨关节炎:是最常见的关节疾病,可累及几乎所有的活动关节,如膝关节、髋关节、手指、腰椎、颈椎等。由于骨关节炎与关节老化和磨损有关,因此多见于中老年人,50岁以上发病率更是呈指数式上升。骨关节炎初期为轻度或中度间断性疼痛,休息后好转,活动后加重,疼痛常与天气变化有关,寒冷、潮湿环境均可加重疼痛,发作严重时在休息或夜间睡觉时都可发生疼痛。下肢骨关节炎的疼痛还有一个典型的特点是在久坐或起床时疼痛明显、有僵硬感,活动几下反而减轻,但是再继续走路或站立又会出现疼痛加重。同时可能还伴有一定程度的关节疲劳感和关节肿胀,随着关节畸形的逐步加重,关节的外形会逐渐膨大、变形,拍片子可以发现关节骨质增生、关节间隙狭窄等表现。

类风湿关节炎:以手足的小关节病变为主,亦可累及髋膝肩肘等大关节,多数为缓慢隐匿起病,发病年龄较轻,多在20~50岁之间,部分患者发病前会有低热、乏力、疲劳等表现,关节疼痛、肿胀和僵硬呈对称性、持续性,其中最典型的表现就是早上起床时感觉关节僵硬,称为晨僵,通常持续半小时以上,这是和骨关节炎最大的不同。此外，晚期的类风湿关节炎还会出现形式多样的关节畸形，最典型的畸形就是手部的"鹅颈畸形"和"纽扣畸形"。

痛风性关节炎：最常累及的关节为足部的第一跖趾关节，其次为踝、膝关节等。暴饮暴食、高嘌呤饮食、过度饮酒、疲劳、受凉等可诱发急性发作，多在夜间突然发病，常有第一脚趾剧烈疼痛，局部有红肿热痛表现。

化脓性关节炎：最常发生在髋关节和膝关节，多发生于 10 岁左右儿童，起病急，全身中毒症状明显，早期有畏寒、寒战和高热，体温高达 39℃以上；病变关节红肿热痛，患者常感病变关节持续性疼痛，功能严重障碍，活动加剧疼痛。

结核性关节炎：多发生在脊柱、髋、膝等关节。起病隐匿，发展缓慢，发病可伴有低热、盗汗、乏力、食欲差、消瘦等全身表现，关节局部疼痛、肿胀，红肿和皮温升高可能不明显，伴有屈曲畸形、活动受限。一些患者有肺结核病史。

▶ 2. 什么是关节病变的夜间痛与静息痛

慢性关节病变的疼痛表现多样，多数患者是在关节活动时或者活动后出现疼痛，但也有不少患者在白天坐着不活动时也会出现疼痛，还有些患者夜间卧床不动时会有疼痛，这是怎么回事呢？

静息痛是指在肢体静止时仍能感觉疼痛，关节病患者在白天不活动时也出现疼痛，有些是微微的疼痛，也有些是比较严重的疼痛。通常在原有关节炎的基础上，因活动过多或者轻微外伤后出现，表明关节内的无菌性炎症反应比较明显。如果是在关节疾病的早期或者没有明显诱因时就出现静息痛，往往预示其病变严重，较难控制。如果是年轻患者快速出现的关节附近静息痛，还需要排除恶性肿瘤与感染的可能。

夜间痛是指发生在夜间或者在夜间加重的疼痛。夜间休息时，人体神经系统对疼痛的感知阈值降低，或者说感知敏感性升高，使得白天不能被感到的疼痛在夜间会变得明显。夜间痛剧烈时可影响入睡，或者夜间痛醒，常常提示关节炎症比较严重或者骨关节炎已发展到晚期，需及时治疗，手术的必要性已大大增加。当然，很多疼痛性的疾病都会引起夜间痛，如果出现夜间痛，应及时到医院明确病因，进行针对性的治疗。

▶ 3. 症状缓解了就是关节疾病治愈了吗

无论具体的病因诊断是什么,普遍而言,各种关节疾病都缺乏有效的治愈手段,因此临床治疗的目标是控制症状而不是治愈疾病。治疗手段主要是综合运用各种非药物与药物的措施来缓解炎症刺激、控制疼痛、改善关节功能,提高患者生活质量,如果这些保守治疗措施难以控制与缓解症状时,就需要考虑手术治疗了。

可见,如果经过合理的治疗,关节疾病在短时间内虽然症状缓解,但是病情仍会进展,疼痛仍会因为各种诱因复发,症状缓解并不意味着疾病治愈。关节疾病终末期时,即使是手术治疗,进行了人工关节置换,实际上也并非治愈,而只是"替代"。因此,早中期的各种关节疾病,虽然无法完全治愈,但是可以通过综合运用非药物与药物治疗的措施,在发作期控制症状,在缓解期维持稳定,减少发作次数,从而减缓病情发展速度。

▶ 4. 为什么关节病的症状会随年龄增长逐渐加重

人类的骨骼肌肉系统在20岁时发育成熟,处于最佳状态,到20～30岁时处于基本稳定阶段,30岁以后就开始进入逐渐衰老退化的过程。所以运动员的状态顶峰往往是在20岁出头的时期,其体能、技术、经验、反应能力等都处于最佳状态。

关节的生理状态,同样在30岁以后开始退化,肌肉与神经系统的能力也是如此,对关节的保护作用开始同步减退。因此很多关节疾病,例如骨关节炎,本质上是一种退行性疾病,其他的炎性关节病如类风湿关节炎,则是在其本身的基础上,又叠加了衰老的过程。随着年龄的增长,关节重复使用次数增多,磨损加重;另一方面,软骨细胞对促进修复的生长因子反应性降低;关节韧带的松弛度增加,造成关节的相对不稳,易于受到损伤;随着年龄的增长,关节震荡吸收和保护功能减弱,包括保护关节的肌力逐渐减弱和周围神经反应的减慢。此外,老年人软骨中糖胺聚糖的含量减少,基质丧失葡萄糖氨与胶原等成分,韧性降低,容易受到力学伤害。在多种老化因素作用下,关节病变程度随年龄增长日趋加重,虽然在没有诱发因素时或经过治疗后有缓解期,但症状总体趋势是逐渐加重的。

▶ 5. 关节肿胀都有哪些原因

常见的单关节肿胀部位是膝关节、踝关节、肘关节和腕关节等。肿胀主要的原因是滑膜炎,也就是因为滑膜受到机械或者化学物质的刺激之后发生渗出炎症改变而产生过多的积液引起滑膜炎。最常见的一类原因是退行性改变,比如说骨关节炎导致的滑膜炎多见于中老年人,关节在活动过度或受凉等情况下出现肿胀,皮肤通常不红,局部皮肤温度可轻度升高;其次是风湿类疾病,比如类风湿关节炎、强直性脊柱炎等引起的滑膜改变,可以没有明显的诱因,单关节发病时有时从症状上和骨关节炎难以鉴别,但可以通过血清学的检查来帮助确诊;此外还有代谢性疾病比如说痛风导致的滑膜炎,也会影响到足踝部、膝部、腕部关节,常常因为进食过高嘌呤的食物,如海鲜、啤酒、豆制品等,导致体内尿酸浓度急剧变化,诱发急性发作,通常疼痛剧烈,多在夜间或凌晨发病,伴有局部的红肿热痛,一般来说几天之后可以自行缓解。还有一类我们要注意的是感染性因素导致的膝关节肿胀,例如化脓性关节炎或者是关节结核,通常伴有感染的相关表现,但发生率不高。生活中也常见由外伤导致的肿胀,比如关节扭伤、骨折等,可能因为关节内出血、周围软组织水肿、滑膜渗出增多而出现关节的肿胀。

最常见的多关节肿胀是双手小关节的对称性肿胀、疼痛,甚至关节膨大、变形。如果发病的是远端的指间关节(即离指甲最近的关节),多见于骨关节炎;如果发病的是近端指间关节和掌指关节(靠近手掌的关节),则需要考虑类风湿性关节炎。

发生骨性关节炎时,存在三种不同的肿胀情况。最常见的是关节腔内积液,是因为炎症刺激导致滑液分泌增多,超过关节腔的正常容积,可以采取针刺抽液的办法解决急性症状。其次是关节内滑膜肿胀明显,而液体并不多,其炎性反应程度往往比较严重,抽液并无帮助。另一种情况是长期的慢性增生,关节内外的骨赘、滑膜、脂肪等增生造成其肿大的外形。

▶ 6. 为什么说夏日空调是关节"杀手"

空调的普及,使人们能够避免酷暑的折磨,但是在享受的同时,"空调病"一直是令人关注的话题,空调对关节的不良影响同样如此。

空调对人体关节的影响存在多方面的作用方式。一是长时间受凉,在空调开启后,冷空气因比重较高而下沉,因此踝关节和膝关节水平的温度相对更低,而久坐的人体下肢血液循环相对不足;二是冷气直吹,喜欢这种方式的人觉得这样更凉快,可以快速降温,但对局部组织,比如关节的影响就非常大了;三是室内外温差大与频繁进出,体外温度的频繁快速变化,使得大脑的体温调节中枢和外周的汗腺都无所适从,就容易功能紊乱。

周围温度降低时,机体为减少热量损失,血管会收缩,血液循环会减慢,组织代谢率会下降,温差变化越大,这种反应就会越大。温带地区的人类在几十万年的进化过程中,已经适应了地球温度的季节性变化,夏天血管扩张、机体出汗,冬天血管收缩、发抖抗寒的生命节律是无法在二三十年中被改变的。如果强行改变,机体就会因难以适应而产生病理反应。

对于关节而言,夏天不适当使用空调与风扇必然带来负面影响,快速降温或者长时间相对低温会使局部或者全身的血管收缩,氧供减少。肌肉与皮肤等组织的血供相对丰富,而且其适应性相对更大,关节则不然。膝踝肩肘以及手部的关节基本处于外露状态,其周围软组织较少,保暖层较薄弱,因此更易受低温影响。日积月累的不良低温刺激,逐渐成为骨关节炎等关节疾病发病的一个重要因素。我们知道,长期在冰库或冷藏库中工作的人全身关节都会受到影响,就是这个道理。

▶ 7. 肥胖会诱发关节炎吗

肥胖如今成了许多人的烦恼,除了体形、身材的困扰,肥胖还会导致一系列严重的并发症。相关研究结果表明,肥胖不仅会导致高血压、糖尿病、血脂素乱、冠心病、恶性肿瘤等,对关节、韧带更是影响深远。在患有关节疾病的人群中,肥胖者比例明显高于正常体重者,这可能与体重大、膝关节负担重而受损伤有关。

人的双膝是承担人体重量的主要关节,超重会增加承重关节的负荷,促进软骨的破坏,而且肥胖会通过代谢过程的中间产物诱发膝关节疾病。

肥胖者的体重大多超过了膝关节所能承受的正常重量,导致膝关节受力不均,关节负荷增加,尤其是在弯曲负重或者运动的时候,例如爬山、上下楼、蹲起、反复蹦跳等情况下,关节表面负责承受重量的软骨结构容易受到过度挤压,一旦作用在软骨上的压力超过它所能够承受的极限负荷时,就很可能造成不可逆性的损伤,从而引起疼痛,进一步导致关节功能受到限制,最终影响生活质量。

同时,肥胖增加了关节炎手术的风险。肥胖导致葡萄糖耐量降低、高尿酸血症和脂代谢的改变,这些都会影响关节软骨的代谢。另外,脂肪组织能分泌产生瘦素、脂连蛋白、内脏脂肪素、抵抗素等大量的脂肪因子,这些因子在软骨退化、炎症发生方面进一步促使了关节炎的发生。

▶ 8. 出现"晨僵"就是得了类风湿关节炎吗

出现晨僵的原因是在睡眠或活动减少时,受累关节周围组织渗液或充血水肿,引起关节周围肌肉组织紧张,而使关节肿痛或僵硬不适,随着肌肉的收缩,水肿液被淋巴管和小静脉吸收,晨僵也随之缓解。

老年人有轻度晨僵属于正常的生理现象,时间一般短于 15 分钟,程度亦较轻,且易于缓解,不需任何治疗,思想上不必紧张害怕。倘若晨僵持续时间长(超过 30 分钟)或伴有关节肿痛,则提示可能是病理性的,有潜在疾病存在,此时应及时就诊,避免病情进展。

纤维性肌痛和骨关节炎也可有一定程度的晨僵症状,但极少像类风湿关节炎那样持续 30 分钟以上,病情缓解时,晨僵的持续时间缩短、程度减轻。因此,晨僵是反映全身炎症严重程度的一个很好指标。

在其他类型的炎症性关节炎中,都有晨僵的"踪迹",例如系统性红斑狼疮、风湿性肌纤维炎、皮肌炎、强直性脊柱炎、银屑关节炎、反应性关节炎等，都有可能出现晨僵。所以，仅有晨僵症状，还不能明确诊断是哪种疾病，还要对临床表现进行综合判断，再结合血沉、抗"O"、类风湿因子、自身抗体等指标的化验检查，才能确诊。

▶ 9. 得了关节病，最后会瘫痪吗

瘫痪，是指肌肉活动能力丧失或减退。人体的运动通路，是由大脑指挥，由肌肉最终完成的。这个通路中任何一环出了问题，运动中枢的指令便不能到达肌肉，或肌肉不能执行，都会发生瘫痪。如果是中枢神经系统中发号施令的神经部分出现问题，所引起的瘫痪视其影响范围，可能会引起一侧肢体的偏瘫、下半身瘫痪的截瘫或者四肢全部瘫痪的全瘫，这些情况通常出现在神经系统疾病如卒中、脑出血或者脊柱外伤时；如果"中央司令部"完好，而只是信号传递的通路出现问题，就只会累及该神经所支配的肌肉群，而且除非是外伤引起这一神经断裂才会出现相应肌肉群的瘫痪，一般常见的如椎间盘突出、椎管狭窄、周围神经卡压等情况，只会引起受支配肌肉群的功能减退，而不会是瘫痪。

关节疾病有很多不同的类型，常见的四肢关节病变一般不会直接造成神经的压迫。即使是累及脊柱小关节的强直性脊柱炎等疾病，一般也不会直接压迫神经。关节疾病所引起的功能障碍是关节本身所应有的活动功能的下降，与肌肉瘫痪所致的功能障碍是完全不同的，即使在关节疾病非常严重时，患者卧床不起，也并非瘫痪。

所以，得了关节病，最后是不会瘫痪的。

▶ 10. 旅游与运动会对关节造成不良影响吗

旅游与运动是两种不同的活动方式，但对关节，特别是下肢关节而言，有一些共同的影响，需要注意并合理安排。旅游时最常见的问题是活动时间过长与活动量过大，超出关节承受范围，诱发或加重不适症状的出现。业余运动

中最常见的问题是热身运动不充分、技术动作不到位、过度疲劳以及结束时不做放松动作，这些问题不仅会增加运动当时关节外伤的风险，而且还会对下肢关节造成长期不良影响。

选择适合自身情况的运动和旅游并不会导致关节炎，但是应当预防一些有可能造成关节疼痛的伤害：一是由于锻炼时准备活动做得不够，不注意循序渐进等，造成膝、踝、肩、肘等关节损伤，甚至增加外伤机会。受伤后局部肿痛若未能及时治疗，受伤结构得不到合理制动休息与保护恢复，日久会影响关节的正常功能，并经常酸痛疼痛，不仅影响关节正常功能，而且会增加再次外伤的风险。二是慢性劳损，由于运动量和强度过大，活动过于剧烈，局部负担过重，甚至有些细微的损伤，形成慢性劳损，如跑跳过多，半蹲动作多，膝关节的反复牵拉、磨损，使髌骨的软骨面及肌腱发生退行性变性，容易产生髌骨软化，造成慢性关节疼痛。三是运动后不注意放松和保暖，细微损伤逐步积累，关节处受风寒的侵袭，使局部血管突然痉挛，造成局部组织代谢障碍，也会出现关节酸痛。四是旅游行程安排过满，平时缺乏运动的人跋涉过多，甚至爬山，造成游玩过程中或结束后关节因过度负荷产生滑膜水肿和炎症，而导致关节肿痛。

因此，运动时应循序渐进，寻找符合自身身体条件的运动强度和类型，科学运动；旅游时，特别是老年人，切记要避免过度劳累、久走、久站，避免诱发关节疼痛影响行程和旅游体验。

▶ 11. 长跑与马拉松会损伤膝关节吗

研究表明，奔跑时膝关节受到的应力大约是体重的 8 倍，髋关节受到的应力是体重的 5 倍。从这方面来说，跑步无疑会增加关节负担，有可能会加速关节退化。但是也有研究发现，坚持长跑的人跟不跑步者相比，骨关节炎的发病率和严重程度并无不同，体重大的人出现膝关节炎的比率最高，提示长跑并不会引发或加重膝关节炎，体重的影响更大。

对于经常进行长跑和马拉松的人来说，由于腿部肌肉得到充分锻炼，体重也会得到相对较好的控制，跑步反而有利于关节软骨的修复和营养，促进关节健康;而对于偶尔进行长跑和马拉松的人来说,关节及肌肉无法承受长跑和马拉松的长时间高强度的负荷,往往会出现运动损伤,如关节积液、软组织损伤等情况,继而诱发或加剧关节软骨损伤。建议在进行长跑和马拉松之前,先进行循序渐进的训练,增强腿部肌肉力量,学习正确的跑步姿势,使关节逐步适应运动强度,必要时可以佩戴运动护具。当然,在锻炼的过程中,可能会出现膝关节周围的"鹅足炎"、髂胫束综合征、滑膜炎、髌骨软化等关节的不适,此时应暂停锻炼,待症状好转后再继续运动。

目前仅有很少的文献表明,长期长跑和马拉松的人群,髋膝关节骨性关节炎的发病率可能较正常人群要稍低一点,但其原因并不清楚。年轻人群中存在轻度早期骨性关节炎表现的患者,经过长跑训练后,关节炎表现会有好转。骨性关节炎发病的影响因素非常之多,喜欢长跑的人群在身体素质、肌肉力量、体重控制、心理状态等方面与普通人群本来就存在差异。规律的、技术规范的长跑与马拉松对下肢关节并无短期坏处,但这些人群到老年期的关节炎发病情况目前还不清楚。

▶ 12. 得了髋膝关节病还能打球吗

髋关节和膝关节是下肢的主要负重关节,是各类运动中的重要基础。球类运动通常涉及加速、变向、急停、扭动等复杂的运动方式,篮球与足球还具有一定的对抗性,因此,所有的球类运动都对下肢关节有极高的要求。那么,得了髋膝关节疾病,还能打球吗?

所有的事情都不是非黑即白的,都存在相对性,都需要辩证地看待具体的问题。下肢关节疾病有很多不同的类型,同一种疾病有不同的严重程度与进展分期,不同的患者有不同的体质情况;运动也是如此,可以站着不动投投篮或者挥挥球拍,也可以是对抗激烈的专业或亚专业级比赛,每个人的运动能力、经验、技术、心态、控制力等更是千差万别。可见,疾病有不同的种类与程度,运动有不同的类型与级别,两者相互搭配组合,加上人这个最大的变量,我们就可以有无限种组合方案,完成个性化运动方案的定制。

原则上,早期的、轻微或者轻度的、进展缓慢的髋膝关节疾病,比如骨性关节炎,仍然可以适当进行球类运动,运动的程度取决于患者的技术、经验与能力,以不会加重关节症状为度。另外,发作期是一定要大幅度减少或者暂停运动,加上正确的非药物与药物治疗措施,待症状完全消失、病情控制良好后,再逐渐少量渐增性恢复运动。当然,各种运动型关节护具的正确使用,可以帮助患者更好地保护关节。

在病情缓解期,适度合理的运动对早期的退变性关节疾病是有好处的,但对股骨头坏死这样易于进展的疾病就不一定了。很多股骨头坏死的患者从起病开始就症状严重,进展迅速,必须严格卧床休息,运动只会加重病情。

当疾病进展到中等程度时,就应该减少运动的持续时间、降低激烈程度,增加热身与运动后放松休整的时间。具体分寸的掌握仍然以自我感觉的关节症状而定,不能因为运动而使症状加重;如果症状加重,则应充分休息与控制良好后,再渐进恢复减量运动。

晚期与程度严重的下肢关节病患者,其运动能力往往已明显下降。对于运动爱好者而言,这是一种严重的折磨与伤害,需视病情进行积极治疗,通常进行人工关节置换手术后,可以再进行恢复性训练,部分患者仍可重返运动场,但运动能力通常会有一定下降。

髋关节疾病如何影响你的生活

▶ **13. 出现哪些症状时需要考虑髋关节疾病的可能**

关节疾病的共同特征是疼痛、僵硬与活动功能障碍，只是每个关节由于其独特的人体解剖结构与位置，还会存在一些独特的不同之处。髋关节位于身体的深部位置，肿胀很难被观察到，就临床症状与体格检查分析而言，并不是很有参考价值。

髋关节位于大腿与躯干之间，后方有粗大的坐骨神经通过，但坐骨神经的分支只占髋关节感觉神经的很少一部分，髋关节大部分的感觉神经由经其前方通过的股神经以及内侧方的闭孔神经分支支配。这三根神经在经过髋关节后都会继续向远端延伸到大腿、膝部、小腿和足踝部。

由于前方的感觉神经相对更为丰富，因此，髋关节疾病最常见和最典型的疼痛部位是腹股沟区的疼痛。但是，由于股神经与闭孔神经会向膝部延伸支配，而且痛觉神经的定位有一定的模糊性，因此，有部分患者的髋关节问题首先出现的是膝关节的疼痛。后方的坐骨神经疼痛定位模糊的可能性同样存在，会把腰部疾病引起的疼痛感觉投射到髋关节后方区域。另外，髋部与腰部因为在力学上联系相当紧密，两者相互影响时，髋部与腰部同时出现问题，会产生"髋腰综合征"这样的联动性疾病，会使诊断更加困难，需要详细的检查与分析才能辨明主次。

因此，当患者主诉为腰部、髋部与膝部的疼痛症状时，我们都需要想到髋关节疾病的可能，可以通过疼痛的具体性状，与行走、活动、姿势等的关系，步态分析等的表现来作出初步判断。体格检查时，髋关节活动范围的变化是一个很重要的提示，再通过 X 线片等检查来进一步验证，必要时再辅以 MRI 检查、CT 检查或者化验等方法明确诊断。

▶ 14. 髋关节疾病会引起膝盖痛吗

如前文所述，髋关节疾病会引起膝盖痛，此类疼痛称为牵涉痛。牵涉痛发生的机制目前还没有完全明确，可能和两者有共同的神经支配有关。股神经与闭孔神经是髋关节感觉神经的主力支配部队，并且都继续向远端延伸支配到膝关节的前方和内侧部位，因此，髋关节疾病引起的膝关节痛通常发生在前方，疼痛从腹股沟一直到前膝，也就是大腿前方。有不少患者的髋关节疾病初起时，仅表现为膝关节的疼痛，经过数月甚至数年后，疾病加重到一定程度，疼痛的定位才会最终清晰，落实到髋关节周围。

膝关节的骨性关节炎在中老年人群中极其多发，膝关节疼痛也就成为关节外科临床最为常见的主诉，但是髋关节疾病的这种表现在提醒我们不要掉以轻心，始终要提防这个"搅局者"，要小心翼翼，避免作出错误判断。

▶ 15. 怎么判断大腿痛到底是髋关节还是腰椎出了问题

主要从症状和体征上来区分。

髋关节疾病引起的大腿牵涉痛，通常位于大腿前方，止于膝关节，一般不会到小腿，主要发生在运动过程中，如站立或行走时，而休息时不会发生，同时可能合并髋关节周围的疼痛或关节活动受限。

而腰椎疾病引起的大腿痛，通常是因为病变压迫到腰椎神经根引起的放射痛，可能会伴有腰背痛、臀部酸痛，大部分位于大腿外侧、后外侧，会像"一条筋"牵住一样放射到小腿，甚至足背、足底，有时会伴有相应区域的麻木、感觉减退，即所谓的"坐骨神经痛"。比较少见的情况下，比如高位的腰椎间盘突出、占位、炎症等压迫到支配大腿前方的神经根，也会引起大腿前方痛，但通常没有髋关节周围的疼痛或关节活动受限。

有些患者会同时存在腰部疼痛与髋部疼痛，即所谓的"髋腰综合征"，这是最难鉴别诊断的。需要仔细倾听患者的主观感受，但也经常会碰到患者自己也说不明白的情况，有时只能让患者回家后仔细体会重点区域的定位，下次门诊再来讨论。另外，通过仔细观察患者起立与坐下的方式、步态等来获得帮助信息。对于实在无法分辨的患者，有时只能同时从髋关节与腰椎两个方面进行 X 线片、MRI 等辅助检查以明确诊断。

髋腰综合征的处理方式也存在很大争议，原则上是先处理症状严重的部位，但碰上症状与影像学不匹配时就非常为难。比如，患者主诉腰痛严重，但片子显示髋关节很差而腰部尚可，或者相反，这种情况要慎重手术，一般可以先保守治疗，观察效果与病情变化再做进一步决定，千万不可冒进。手术最重要的任务是解决患者的主观症状，当这一目的存在不确定性时，就需要慎重决策，不能为了手术而手术。

▶ 16. 髋关节疼痛有哪些特点

髋关节疼痛可以表现为静息痛、僵硬、烧灼感、隐痛、胀痛、活动后出现疼痛或疼痛加剧。不同部位的疼痛往往提示不同的病因。

局部按压后加重的髋外侧痛是转子滑囊炎的典型表现。股骨直接受累（例如转移癌）会导致在直接压迫和负重下加剧的进行性髋外侧痛。伴感觉异常或感觉减退的髋外侧痛是感觉异常性股痛（股外侧皮神经卡压）的典型表现。

髋关节自身的原发性病变表现为髋前侧痛和腹股沟痛。骨关节炎的疼痛表现为逐渐发生并伴有不同程度运动障碍。股骨头坏死的疼痛为急性腹股沟痛伴负重后加剧。腹股沟疝与下腹病变可能引发髋前侧痛。

髋后侧（臀部）痛是临床最少见的髋部疼痛。常见的原因为骶髂关节疾病、腰部神经根病、带状疱疹，也可能是髋关节病变的少见症状。需要进行影像学检查来确定病因。

大腿前区疼痛可由髋关节的原发性疾病、股骨上段的原发性和继发性病变、股骨颈的应力性骨折以及上段腰神经根病变导致。如果无法被动旋转髋关节、向股部（股骨）施加扭力或进行引出神经根症状的动作（例如直腿抬高）可以使疼痛复现，则需要诊断性影像学检查来明确病因。

▶ 17. 髋关节有问题就一定会疼痛吗

髋关节的疾病多种多样，从起病年龄来分，大致可以分成两大类：一类是童年期起病，此后长期稳定，到中青年期疼痛再现；另一类是成年后起病。疼痛是髋关节疾病的最重要表现之一，但在疾病早期时可能不会有疼痛，最终则一定会在疾病发展的过程中出现。疼痛可能会迟到，却从来不会缺席。

婴儿期与幼年儿童期发生的髋关节疾病除当年的症状外，可以持续很多年没有疼痛与其他不适，一直到青壮年期或者中老年期才开始出现疼痛，并且逐渐加重。这一类疾病有很多，最常见的是发育性髋关节发育不良，其次是股骨头骺滑脱，再次是Perthes's病、儿童股骨头坏死、Reiter综合征、化脓性髋关节炎、髋关节结核等相对少见的疾病。童年期的症状结束之后，髋关节受到相当程度的破坏，不再是一个完整的球窝对合关节，但因生长期的自适应能力，这个不再圆整的髋关节仍然保留了大部分的关节功能，可以承重、没有疼痛、能够在一定范围内活动。受损的功能通常表现为活动范围受限与肢体短缩，两者的程度都可以轻重不一，从完全没有功能障碍到严重跛行都有。完全僵硬的髋关节功能较差，但一般不会疼痛。这些形态异常的髋关节经过长时期的使用后，到青年、壮年、中年期时就会慢慢因软骨面磨损而出现疼痛感觉，逐渐加重，其发病年龄要早于正常的退变性疾病发生年龄。

成年后起病的关节疾病最常见的是骨性关节炎，其次为股骨头坏死，再次为髋关节发育不良继发骨关节炎、类风关、强直性脊柱炎、牛皮癣性关节炎等炎性关节病累及髋关节，相对更少的疾病还有肿瘤、感染等情况。髋臼撞击综合征很难被归类于一种单独的病种，很可能是骨性关节炎的某一亚型的早期表现。这些成年后起病的关节疾病，就疼痛表现而言，往往有一个慢性隐匿起病的过程，同时又可伴有突然的急性发作，随病情进展，总体症状会逐渐加重。

骨性关节炎的病程可以长达 10 年、20 年甚至更长时期，缓慢进展。股骨头坏死进展要快得多，如果能在很早期的时候获得合适的治疗，少部分患者能够成功缓解症状，大部分患者最终需要做人工关节置换手术。炎性关节病越早确诊、越早正规治疗，则内科治疗的效果越好；反之，就越有可能需要进行关节置换手术。

▶ 18. 髋关节骨性关节炎有哪些表现

主要表现为髋关节疼痛、僵硬、肿胀、活动受限。

（1）疼痛：早期症状，可受寒冷、潮湿的影响而加重，常伴有跛行。多发生于腹股沟区域，可向大腿或膝关节前内侧放射，也有存在于臀部和股骨大转子附近，向大腿后外侧牵涉。早期常表现为活动后隐痛不适，间歇性发作，疼痛程度进行性加重，间歇期逐渐缩短，直至成为持续性静息痛。

（2）僵硬：特点为清晨起床后或白天某一时段关节不活动后出现，持续时间短，一般仅有数分钟，不太会超过 15 分钟。早期关节活动度可不存在变化，随着病情加重，患者常感行走与上下楼梯疼痛、由坐位站起困难、下蹲困难、穿裤袜与剪趾甲困难，晚期出现关节僵直。

（3）肿胀：肿胀是关节炎症进展的结果，多由关节滑液增多，软组织炎症导致。肿胀程度一般与关节炎感染程度成正比，但由于髋关节部位很深，肿胀只能是患者的主观感觉为主，一般很难在外部观察到。

（4）活动受限：最常见的体征是髋关节内旋诱发疼痛，此后随着病情发展，关节囊增生硬化、形成骨赘、关节软骨磨损剥脱，使髋关节活动范围缩小，出现"4 字征"阳性。晚期会出现髋关节屈曲、外旋和内收畸形。

▶ 19. 为什么有的人股骨颈骨折后还能走路

人体骨盆和大腿连接的关节叫做髋关节，该关节由骨盆侧的髋臼和大腿侧的股骨头组成，股骨头连接大腿骨的部分就叫股骨颈。

股骨颈骨折大多发生在骨质疏松的中老年患者身上，多为轻微外力引起

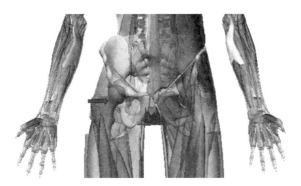

股骨颈

的损伤,如走路跌倒、从车速慢的自行车上摔倒等,而年轻人的股骨颈骨折则大部分是高能量损伤,如车祸、高处坠落等。外伤轻微时,如果引起的骨折没有移位,或者只是轻微的小裂缝,在X线片上看不清骨折线或者难以明确,需要借助CT、MRI检查才能发现骨折,这种情况称为隐匿性骨折,相对很少见;更多见的情况是,股骨颈骨折处的两端相互嵌插,称为嵌插性骨折。这两种情况下的骨折在初期是比较稳定的,骨架结构的力学稳定性仍然存在,对周围感觉神经刺激很少,所以疼痛感不明显,很多人只有轻微的酸痛感觉,在别人的搀扶下还能走路,甚至能自如行走。然而随着时间的推移,一般在5~7天内,微小的隐匿骨折或者嵌插的骨折断端在持续反复的应力作用下,终将松脱移位,变成一个有明显移位的股骨颈骨折,力学稳定性不再存在,会引起突然的疼痛加重,难以行走,或者再次摔倒,增加其他部位骨折的风险,也增加了股骨颈骨折本身治疗的难度与费用。

股骨颈的隐匿骨折和嵌插骨折在病史和诊断上确实有一定的误导性和难度,因此对于受伤或参加剧烈运动后髋关节痛的患者,即使只有酸痛、轻微疼痛,也要提高警惕,尽早到医院检查,以免延误病情。对于医生而言,如果存在诊断疑问时,CT和MRI检查能够增加明确诊断的可能性。

从治疗的角度来说,隐匿性和嵌插性股骨颈骨折通常只需要进行内固定手术,相对比较简单;对于65岁以下的移位型股骨颈骨折来说,首选仍然是复位内固定,但是后期因继发股骨头坏死需要再次手术行人工髋关节置换的风险较高;对于65岁以上的移位型股骨颈骨折,则首选人工髋关节置换手术。

▶ 20. 股骨头坏死有什么症状

股骨头坏死可以按诱发原因分为四类,分别是激素性、酒精性、创伤性以及特发性股骨头坏死,前三个名字很清楚地表达了致病原因,而特发性则表示原因不明确。激素性股骨头坏死的患者先前曾有大剂量或者长时间激素使用的病史;酒精性股骨头坏死与长期大量饮酒有关,特别是劣质白酒更多见;创伤性股骨头坏死与股骨颈骨折有关。存在相关病史的患者,如果出现髋关节的疼痛与不适时,需要高度警惕股骨头坏死的可能,宜及早就诊。

股骨头坏死的早期症状多为髋关节疼痛或酸痛,症状大多不典型,2/3的患者存在静息痛,1/3的患者存在夜间痛。少数患者表现为膝关节疼痛,疼痛间断发作并逐渐加重,可由负重或运动诱导产生。双侧病变可呈交替性疼痛。查体多存在腹股沟区深部压痛,其次为臀部或大腿疼痛,"4"字试验阳性,并可有内收肌压痛,髋关节活动受限,内旋及外展活动受限最明显。早期行走时可能没有症状,严重者可有跛行,行走困难,甚至扶拐行走。股骨头坏死早期疼痛的初发症状可以缓慢发生,逐渐加重,也可能是突然急性发作,一下子就伴有严重疼痛,并且难以缓解。

早期症状或许经休息后会自然缓解,多数需要医疗干预才会缓解。缓解期时间难以估计,个体差异较大。许多股骨头坏死经过各种治疗后,症状仍然难以满意,最终仍需进行人工髋关节置换手术。

▶ 21. 类风湿髋关节炎的表现有哪些

类风湿关节炎(rheumatoid arthritis, RA)是一种以慢性、对称性、破坏性多关节炎为主要表现的自身免疫性疾病,可累及手、腕、髋、膝、踝和足等多关节,影响关节功能。目前发病原因不明。

类风湿髋关节炎是全身慢性结缔组织疾病在髋关节局部的非特异性炎症的表现。本病最初的病变为滑膜炎,随着病变的进展可损毁正常的关节结构,导致畸形与重度功能障碍。类风湿关节炎的特点是多发性、对称性的关节肿胀、疼痛和僵硬。而在相对深部的髋关节,肿胀不易被察觉,此时以显著的髋关节功能障碍为表现。另外 RA 还有关节外的表现如类风湿血管炎、心脏病变、胸膜炎、神经炎;全身表现如低热、乏力、消瘦、贫血等症状,以及因长期躯体功能障碍所致的社会心理问题。

目前临床上类风湿关节炎多采用美国风湿病学会(ARC)1987 年颁布的类风湿关节炎诊断标准,以及 2010 年 ACR/EUALR(美国风湿病学会/欧洲风湿病防治联合会)制定的类风湿关节炎分类标准。

● 1987 年 ARC 颁布的类风湿关节炎诊断标准

1. 晨僵>1 小时;
2. 至少三个关节区的关节炎:关节肿痛涉及双侧近端指间关节、掌指关节、腕关节、肘关节、跖趾关节、踝关节、膝关节共 14 个关节区中至少 3 个;
3. 手关节炎;
4. 对称性关节炎;
5. 类风湿皮下结节;
6. 类风湿因子(RF)阳性;
7. 影像学提示骨质破坏。

1~4 项至少需持续 6 周,具备以上 7 项中至少 4 项可诊断 RA

● 2010 年 ACR/EUALR 制定的类风湿关节炎分类标准

关节受累情况	受累关节数(个)	得分(0~5分)
受累关节情况		
中大关节	1	0
	2~10	1
小关节	1~3	2
	4~10	3
至少 1 个为小关节	>10	5
血清学		0~3
RF 或抗 CCP 抗体均阴性		0
RF 或抗 CCP 抗体至少 1 项低滴度阳性		2
RF 或抗 CCP 抗体至少 1 项高滴度(>正常上限 3 倍)阳性		3
滑膜炎持续时间		0~1
<6 周		0
>6 周		1

关节受累情况	受累关节数（个）	得分（0～5分）
急性时相反应物		0～1
CRP 或 ESR 均正常		0
CRP 或 ESR 增高		1

以上各项累计最高评分≥6分可诊断 RA

▶ 22. 什么是发育性髋关节发育不良

发育性髋关节发育不良（developmental dysplasia of the hip，DDH）是由于遗传、发育及后天机械因素引起的髋臼发育缺陷及髋臼与股骨头的解剖关系异常、覆盖不良，从而导致髋关节处于长期的生物力学异常。DDH 包括髋关节发育不良、股骨头脱位及半脱位，是小儿骨科常见的下肢畸形之一，发病率约占存活新生儿的 1‰，女性发病率是男性发病率的 5～6 倍，左侧病变多于右侧，臀位产的发病率高于非臀位产。在婴儿出生 6 个月以内可通过体格检查及超声检查筛查 DDH，诊断的准确度较高。

患儿在出生时可能仅有髋臼发育不良，没有髋关节脱位，之后可能会发展为髋关节脱位。6～18 个月的患儿，髋关节外展受限、大腿皮肤皱褶不对称是两种最常见的临床表现。当一侧股骨头向外脱位，同时向上脱位，则表现为肢体相对的短缩，但当双侧髋关节脱位时，则不表现出肢体的短缩，称为对称性异常。儿童待到行走年龄时，可表现出摇摆步态。成年后 DDH 可以引起继发性髋关节骨关节炎，继发性髋关节炎是在 DDH 原有病变基础上发生的病理变化，先天性髋关节结构及生物力学异常是导致继发性髋关节炎的原因。主要表现有髋关节疼痛、关节僵硬、跛行，晚期患者疼痛显著、关节功能明显受损，严重降低了患者生活质量。对于 DDH 的治疗，目前主要有保守治疗、截骨矫形、全髋关节置换术（THA）等。对于晚期 DDH 患者，THA 可以有效重建髋关节结构，恢复关节功能，治疗效果明确，疗效满意。

▶ 23. 强直性脊柱炎会影响髋关节吗

说起篮球明星麦迪、著名歌手周杰伦、影星张嘉译,不知读者们是否知道这几位之间的相同点?他们除了都是各自领域的成功人士外,还承受着同一种疾病的折磨——强直性脊柱炎。

强直性脊柱炎(ankylosing spondylitis, AS)是一种累及结缔组织的血清阴性脊柱关节病。病变是以骶髂关节和脊柱附着点炎症为主要症状,最后造成骨性强直和畸形,也可侵犯躯干的大关节,以髋关节最为常见。AS病因目前尚未完全明确,与遗传、环境因素相关,有明显的家族聚集倾向,我国的患病率约为0.3%,男女比例为2~3∶1,发病年龄的高峰在20~30岁。AS的诊断并不容易,2019年一篇综述在回顾2009年至2018年的60篇有关AS的临床研究报道发现,AS的平均确诊时间需要4~6年。AS患者中约90%有HLA-B27阳性,但HLA-B27并无诊断特异性,部分健康人也可阳性。AS的全身症状有低热、乏力、消瘦、贫血等,脊柱的症状表现为腰痛、胸背痛、脊柱僵硬、胸廓扩张度减弱等,X线片中呈典型的"竹节样改变"。强直性脊柱炎累及髋关节的临床表现,除了有上述症状,还表现为髋关节的疼痛、屈曲挛缩和强直,导致髋关节间隙狭窄、融合及功能障碍,常为对称性、双侧性的发生。髋关节受累是AS致残的重要原因之一,对于强直性脊柱炎髋关节损害严重的患者,人工髋关节置换术是本病的最佳治疗选择,可显著缓解疼痛,恢复关节功能。而对于早期的AS患者,由于本病目前尚无明确的根治方法,主要采用非药物治疗和药物治疗相结合的综合治疗方法,希望可以缓解症状和体征、控制病程进展、减少髋关节受累的风险,需要强调治疗的长期性和顺应性,关节置换是不得已的最后手段。

▶ 24. 什么是血清学阴性髋关节炎

血清学阴性脊柱关节病(spondyloarthropathy,SpA)是指血清类风湿因子阴性的一组以关节病为主,多系统受累的免疫性疾病,主要包括:强直性脊柱炎、反应性关节炎、银屑病性关节炎、炎症性肠病关节炎等。

强直性脊柱炎是最常累及周围关节的一种血清学阴性脊柱关节病,如前所述强直性脊柱炎所导致的髋关节炎表现为髋关节的疼痛、屈曲挛缩和强直,导致髋关节间隙狭窄、融合及功能障碍,常为对称性、双侧性的发生。

反应性关节炎是某些特定部位(如肠道、泌尿生殖道)感染后发生的关节炎。本病有 2 种起病形式:性传播型和肠道型,前者主要见于 20～40 岁男性,后者男女发病率基本相等,见于部分革兰阴性杆菌肠道感染。关节症状累及下肢多于上肢,且呈非对称性。髋关节受累表现为热、肿胀、胀痛和触痛,有肌腱端炎症性的表现,并可有背部不适,常放射到臀部和大腿。反复发作的情况下可导致关节强直。

银屑病性关节炎,有十分之一到三分之一的银屑病患者会发生银屑病关节炎,本病与遗传、免疫和环境因素有关。临床表现为多关节的疼痛、肿胀、活动受限,可出现关节毁损或强直。此病多侵犯手、足多个关节和骶髂关节,而髋关节受累相对较少。

炎症性肠病关节炎是特发性、慢性炎症性肠病并发的关节炎和脊柱病变,包括溃疡性结肠炎和克罗恩病,病因是炎症因子作用及免疫调控机制紊乱导致肠道和滑膜的炎症。关节症状多发生在肠道疾病发作之后,偶可同时发生或早于肠道表现。一般急性发作,常为不对称,侵及 1 个或几个大关节,表现为关节的肿胀、红斑及滑膜炎症,常可在几周内自愈。

▶ 25. 小儿麻痹症会影响髋关节吗

我们通常所说的小儿麻痹症学名叫脊髓灰质炎,是一种由亲神经的脊髓灰质炎病毒引起的急性传染病,脊髓前角运动细胞受到了不可逆性损害,以发热后出现肢体迟缓性瘫痪为主要表现,以 3 岁以内的婴幼儿发病为多(约85%),青少年、成人也可发病。部分脊髓灰质炎患者症状较轻可不留有后遗症,而部分症状较重,脊髓前角运动细胞受到了不可逆性损害,造成了不同程度的后遗症。

小儿麻痹症通常幼年发病,致骨骼发育受累。小儿麻痹后遗症对髋关节的影响临床表现为髋部周围肌肉瘫痪和麻痹性髋关节脱位,从而造成髋关节不稳定及功能障碍。根据软组织的受累情况可表现为松弛型和挛缩型。表现为髋关节屈曲、内收、外旋等的各种畸形形态,因关节不稳定造成的行走步态异常。另外,因髋关节的异常通常伴有脊柱、骨盆、下肢的畸形及功能障碍,严重影响患者的行动和生活。小儿麻痹后遗症后期合并髋关节炎,如果疼痛严重,需要行髋关节置换手术时,必须要小心谨慎,其一是患者肢体因发育不良而存在短小、旋转、双下肢不等长等情况;其二是因肌肉无力导致人工关节脱位发生率远高于普通人群,需要采用特殊的假体,但假体远期生存率亦会受到一定影响。

所幸的是,由于脊髓灰质炎疫苗的使用,小儿麻痹症的发病率目前已呈明显下降趋势。

膝关节疾病如何影响你的生活

■
■
■
■

▶ **26. 运动后膝关节肿胀是怎么回事**

膝关节肿胀常见于膝关节损伤或者炎症性病变,前者多为运动时的急性损伤所导致的软组织损伤急性出血肿胀,而后者一般为运动结束后数小时至数日内不经意间出现的肿胀,可能为滑膜炎症反应或关节液增多。最常见的原因有以下几种。

(1) 各类炎症性关节病变,如类风湿关节炎、继发滑膜炎的骨关节炎、痛风性关节炎等。运动后关节肿胀提示疾病处于活动期,按压有波动感提示关节腔积液。膝关节产生的关节液,起到润滑关节的作用,关节液的产生和吸收是一个动态平衡的过程,当疾病处于活动期,关节液的产生大于吸收,便会出现关节肿胀。

(2) 半月板问题,大致有三种不同的情况。部分人群存在发育异常,如盘状半月板,可以完全没有症状,也可能在运动或者活动较多后出现症状,这种情况多数在少年期出现。第二种情况是青年期的人群在明确的外伤情况下引起的半月板纵向损伤,是一种常见的运动性损伤,可引起膝关节的急性肿胀。第三种情况是中老年人群的半月板退变性磨损,通常表现为横向磨损,并不伴有明显的外伤史,其运动后肿胀更多的是因为关节总体功能下降引起的反应,肿胀发源于滑膜的炎症,导致滑膜本身水肿或者滑液分泌过多致关节腔积液。

（3）膝关节韧带损伤，也是一种常见的运动性损伤，可引起膝关节肿胀，通常有明确的外伤史。不同类型的外伤所导致的韧带损伤机制不同，对于急性膝关节韧带损伤，经过仔细的病史采集和查体，一般可以确定损伤的部位和类别。通常外伤后 2 小时内的关节肿胀或渗出提示关节内积血，而过夜后的肿胀多是急性创伤性滑膜炎的表现。

（4）膝关节脂肪垫劳损。膝关节脂肪垫是填充于膝关节间隙的脂肪组织，具有维持关节稳定和减少摩擦的作用。膝关节脂肪垫劳损是由于运动后，膝关节脂肪垫不断受到的摩擦、刺激，导致脂肪垫充血、水肿、渗出，产生的膝关节肿胀。

伴有明确外伤史的运动后膝关节肿胀，须立即到急诊就诊，以排除骨折、韧带撕裂或断裂等紧急情况。运动后缓慢或者隔天出现的膝关节肿胀，建议先制动、休息、减少负重，观察病情变化，若症状缓解缓慢或者反复发作，则应该到关节外科或者运动医学亚专业就诊。

▶ 27. 膝关节骨性关节炎有哪些表现

膝关节骨性关节炎，也可简称为膝 OA，是由于膝关节局部软骨变性与慢性劳损引起的关节组织结构退变的疾病，本病多发生于中老年人，其症状多表现为膝盖疼痛，其他常见的表现为肿胀、弹响、积液和活动受限，晚期可致关节畸形和中重度疼痛，严重影响关节功能和生活质量。膝 OA 的危害性很大，尽早诊断与治疗，有利于控制症状与延缓其进展速度。接下来，就让我们来了解一下，膝关节骨性关节炎的临床表现有哪些？

（1）膝关节疼痛。早期往往是阵发性的轻微症状，多发生在过度劳累、关节受凉或者外伤后，休息后往往能缓解。随着病情进展，后期多为持续性疼痛，尤其是上下楼梯痛、起立时特别的困难，病患多用好腿或者症状较轻的腿一步一步上下楼梯，常常是下楼梯比上楼梯难。也有一些患者表现为久坐或清晨起床开始活动时疼痛明显，活动一会儿后好转，随着活动的增多，又开始出现疼痛，这也是骨关节炎的典型表现之一。

（2）关节的肿胀。表现为膝关节的膨大，但有三种不同的病理原因。最基础的变化是关节构成结构的增生，不仅骨质可以增生为骨赘，关节滑膜、关节囊和脂肪组织也会增生，造成整个关节的缓慢地永久性变形膨大，这种肿胀只会随岁月加重，不会消退。另外两种肿胀与 OA 炎症的急性发作有关，是因为膝关节炎发作期出现滑膜炎症、关节内积液，导致膝关节的肿胀，膝关节膝眼饱满，可伴有局部的皮肤温度升高。当其主要表现为关节滑液的急性增加时，即通常所说的"关节积液"，有些患者关节液过多时，会漏向后方，在后侧的腘窝部形成腘窝囊肿。关节滑液由关节滑膜分泌，常规含量的关节滑液是关节正常功能发挥的基础之一，只有当其过度分泌，造成关节囊张力增加时，才会出现临床所称的"关节积液"。如果 OA 炎症发作主要表现为关节滑膜急性肿胀，而滑液分泌并不太多时，则形成第三种肿胀："滑膜肿胀"，同样表现为整个膝部的明显肿胀，但是不伴有明显的积液，此类患者的疼痛往往比较严重且较难控制。

（3）膝关节的活动受限。表现为关节不能完全伸直或屈曲，有些患者出现关节的弹响。这主要是因为膝关节软骨、软骨下骨及周围的软组织发生了一系列的退行性变化。主要引起膝关节骨质增生、软骨缺失、关节游离体的形成以及关节囊、周围肌肉和韧带的挛缩，导致患者的活动范围的下降，有时伴有关节的卡顿。活动受限的情况在晨起或久坐后起身时比较明显，称为"启动僵硬"，常常伴有一定程度的"启动痛"，其持续时间往往仅为数秒至数分钟。

（4）关节畸形也是骨性膝关节炎的临床症状之一，主要表现为膝内翻（"O"形腿）或者膝外翻（"X"形腿）。出现此病症表示关节软骨破坏比较严重，一旦发现此异常就要格外重视，只有做好积极有效的防治，才能避免出现更大的危害。正常人群的膝关节大约有 80％稍稍偏内翻、10％中立、10％稍偏外翻，当 OA 发生并逐渐进展时，内翻与外翻的程度会逐渐加重并日益明显，晚期时常常伴有一定程度的屈伸受限。

▶ 28. 为什么有的老年人膝关节变得比以前大

随着年龄的增长，老年人常常感觉自己的"膝盖骨"变得越来越大，这是怎么回事呢？

（1）因为衰老的原因，大腿部和小腿部的肌肉、脂肪组织都开始萎缩，而膝关节周围肌肉、韧带等软组织相对较少，给人一种错觉是"膝盖骨"变大了。

（2）老年人常常患有膝关节炎，会导致膝关节周围的骨赘形成，这些多余增生的骨质会广泛地分布在髌骨、股骨髁和胫骨平台的周围，引起膝关节的骨性变大。需要注意的是，要避免把这些"骨赘"简单地称为"骨刺"，因为它们在形状上并不是像"刺"一样的结构，而是沿着关节边缘间断性或者连续性分布的扁块状的多余骨质，它们也不是膝关节骨性关节炎疼痛的来源。

（3）老年膝关节炎多引起滑膜炎。一方面因软骨磨损、退变，骨质增生或者过度劳累产生的机械性、生物化学性刺激，继发膝关节滑膜炎，滑膜分泌液失调造成水肿、渗出和关节积液等。另一方面，长期的滑膜慢性炎症会导致关节滑膜纤维化、钙化和肥厚。滑膜炎引起的关节积液和滑膜纤维性增厚都会导致膝关节看起来变大了。

▶ 29. 类风湿膝关节炎的表现有哪些

类风湿关节炎是一种比较常见的自身免疫性骨关节病变，是多种原因引起的关节滑膜的慢性炎症，比如环境潮湿、感染以及遗传因素等。60%～70%的患者在活动期血清中出现类风湿因子（rheumatoid factor，RF）。类风湿关节炎以累及小关节为主，大关节也可受累，而膝关节是常见受累的大关节，发病年龄多在40～60岁这个年龄段，并且女性的发病率要高于男性。那类风湿膝关节炎一般都会有哪些临床表现呢？

（1）晨僵。早晨起床的这个阶段出现关节活动不灵活的主观感觉，持续时间往往超过半小时。它最大的特点就是在静止不动后出现较长时间的僵硬，其持续时间与炎症的严重程度成正比。类风湿关节炎晨僵的表现在手部小关节比较常见，膝关节受累时也会有晨僵的现象。

（2）关节痛。关节痛可以说是类风湿膝关节炎最早出现的关节症状，比较突出的特点是，这类关节疼痛呈对称性、持续性，并且往往还有压痛出现。

（3）关节肿胀。患者会出现关节的肿胀，是由于滑膜慢性炎症后出现肥厚而引起的，表现为关节周围均匀性肿大。关节疼痛的轻重通常与其肿胀的程度成正比,关节肿胀愈明显,疼痛愈剧烈。类风湿关节炎患者的功能障碍通常较为严重,下肢肌肉或多或少存在萎缩,使得膝关节的肿胀膨大情况看起来更为明显。

（4）关节畸形。类风湿关节炎的滑膜炎症反应对关节软骨和软骨下骨存在明显的破坏作用,致使受累关节出现各种各样的畸形情况,在膝关节同样如此,骨关节畸形的状况会随着病情的加重而加重,及时有效的治疗是关键。

▶ 30. 痛风也会影响膝关节吗

痛风多见于青壮年男性,是嘌呤代谢异常或者肾脏排泄尿酸障碍,导致尿酸沉积在软组织和关节内,直接刺激软组织、侵蚀软骨和形成痛风石而产生的一种关节病。痛风的发病部位非常多,最多见的部位是第一跖趾（即拇趾）关节内侧,也可以累及其他关节,其中,膝关节也是痛风的好发部位之一。痛风性膝关节炎临床表现多样,最常见,也是最引起重视的就是急性发作期,而慢性关节炎期因为症状不重,反而容易忽视。那么,痛风性膝关节炎发病时都有哪些症状呢？我们一起来了解一下。

（1）急性期。急性痛风性关节炎常因高嘌呤饮食、饮酒、疲劳、寒冷、过度运动或使用了特殊药物,如利尿剂等诱发。多在夜间突然发病,膝关节会产生剧烈疼痛,受累膝关节红、肿、热和剧痛,活动困难,全身无力,甚至发热、头痛等,一般持续1周左右。此期关节滑膜充血水肿,关节液多且浑浊。

（2）间歇期。膝关节肿痛随病情反复发作,间歇期变短、疼痛期延长,逐渐转成慢性关节炎。此期滑膜增生明显,关节内有痛风结晶,并逐渐增多。

（3）慢性关节炎期。由急性发病期转变而来,膝关节出现僵硬、畸形和运动受限的症状。此期关节内的软骨、滑膜、半月板及交叉韧带表面遍布大量痛风结晶,关节韧带、关节囊和关节软骨被侵蚀变性,骨质可有破坏。

▶ 31. 强直性脊柱炎会累及膝关节吗

强直性脊柱炎是一种自身免疫性的全身结缔组织病,主要累及脊柱和骶髋关节,引起这些部位骨性强直及畸形。但是患者的病情并不是仅仅局限在脊柱和骶髂关节,强直性脊柱炎也可引起周围关节病变,下肢比上肢多见,最常见的是髋关节,而膝关节和肩关节相对少见,肘、腕、踝关节则极少受累。

强直性脊柱炎累及膝关节也会引起膝关节的疼痛,主要是因为膝关节滑膜肥大、增生、淋巴细胞和浆细胞浸润,而关节软骨破坏较轻,这样会引起膝关节的疼痛,这种疼痛一般是间断发生的。一般情况下,当强直性脊柱炎病情得到控制时,膝关节疼痛的症状也会随着消失,膝关节功能会得以恢复。但是对于一些没有进行积极治疗的患者,晚期的强直性脊柱炎也会造成膝关节软骨的破坏,造成畸形、活动受限的情况,严重的患者会导致膝关节功能的丧失!小部分患者会出现膝关节肿胀,关节腔积液等症状。

▶ 32. "X"形腿和"O"形腿是怎么回事

"O"形腿医学上称为"膝内翻"。以两下肢自然伸直或站立,两足的内踝并拢时而双膝关节不能相碰为主要表现,俗称"罗圈腿"。"X"形腿医学上称为"膝外翻",直立时,两侧膝关节可以碰在一起,而两足内踝无法靠拢。

在婴幼儿与儿童期,人类的膝关节有一个从内翻到中立再到外翻再回至中立的正常变化过程,分别被称为"生理性膝内翻"与"生理性膝外翻",这一过

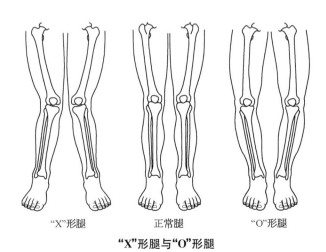

"X"形腿　　　　正常腿　　　　"O"形腿

"X"形腿与"O"形腿

程大约到 7 岁停止,但最终会停留在约 6～7 度的外翻,这样的角度可以确保髋、膝、踝三个下肢关节的中心在同一条直线上,是最优化的力学结构。但是,人体存在很大的个体差异,在上面这个 6～7 度外翻的基础上,如果外翻继续增大,就会形成"X"形腿,减小则会形成"O"形腿。

在正常人群中,大约 80% 为内翻膝,10% 为中立膝,10% 为外翻膝。无论内翻还是外翻,在一定的范围内都不会影响膝关节正常功能发挥,属于生理性的内翻或者外翻,如果偏离的幅度过大,影响到膝关节功能时,就属于病理性的了。例如在膝关节骨性关节炎的患者中,年轻时的生理性内翻膝功能正常,但是膝关节的内侧间室承担了大部分的负荷,到中老年时磨损比较明显,软骨厚度变薄,内侧关节间隙变窄,使得内翻更加明显,从而形成一个负反馈,最终变成病理性的内翻型膝关节骨性关节炎。同样的情况也可以发生在生理性外翻膝的人群中,最终变成病理性的外翻型膝关节骨性关节炎。

当然,还有一些患者的内外翻膝从起始时就是病理性的,比如佝偻病、软骨发育不全、骨软骨瘤(病)、骨骺损伤后遗症等,多数属于小儿骨科的范畴。在成年人中,还有一些患者的内外翻是与关节内外的骨折相关的力线异常,骨肿瘤也有可能引致力线不良。

▶ 33. "顺风腿"是怎么回事

在日常生活中,我们常常听到"顺风腿"这个词,那么大家口中的"顺风腿"到底是怎么回事呢?

当患者一侧膝关节内翻畸形而对侧膝关节膝外翻畸形,这一类膝关节的俗称为"顺风腿",形成了两膝关节都偏向同一方向的畸形,就像是被风吹过时膝关节被刮向同一方向似的,因此得名"顺风腿"。这一类患者多见于类风湿关节炎,也可见于骨性关节炎,由于力学失衡明显,因此功能障碍严重,患者日常的生活质量异常低下。

第二讲

知晓病因

为什么会患关节疾病

为什么会得骨性关节炎

▣
▪
▪
▪

▶ **34. 骨性关节炎：不只是老化与磨损**

　　骨性关节炎简称骨关节炎，是一种由于关节软骨退行性变引起的关节疼痛和关节功能障碍，常见于中老年人。我们所说的老年性关节炎、退行性关节炎、骨质增生、髌骨软化等都属于骨关节炎的范畴，本质上是指同一个疾病。大家一说起骨性关节炎，就认为是骨头老化了，软骨磨损了。但是骨性关节炎不仅仅是关于软骨的"毛病"，关节内的所有构成结构，包括滑膜、关节囊和软骨下骨、韧带、肌肉与肌腱、支配的神经、包裹的皮肤等，都处于逐渐老化退变的过程中。软骨磨损是病理变化的起始部位，并由此逐渐蔓延到关节内外的所有相关结构，而其本质则是衰老与退变的炎性过程。

　　骨关节炎最早的，也是最主要的病理改变为软骨退行性变性和破坏，多发生在中老年人。老年人关节炎的早期，软骨往往是因为劳损产生炎性介质，引起软骨细胞的肥大、肿胀和纤维化，直至崩解。软骨细胞周围的基质，其主要成分是胶原纤维，也出现降解、破坏，导致软骨基质失去均质性和韧性。关节软骨表面出现碎裂、糜烂和软骨变薄，导致关节内游离体形成和软骨下骨质外露。

　　膝关节透明软骨在糜烂、剥脱后，软骨下骨暴露，关节运动摩擦刺激，软骨下骨板骨密度变致密、坚硬，骨小梁增粗，形成"象牙质改变"；软骨下骨骨髓出现水肿,骨质萎缩,出现囊性变,囊性变周围发生骨反应形成硬化壁。

随着关节炎的进展,滑膜的改变也参与着骨关节炎的整个病理过程。滑膜的改变主要有两种方式:一是滑膜增生、肥厚,导致关节水肿、关节液增多;二是随着关节炎的进展,关节液减少,滑膜逐渐失去弹性,纤维组织增多、变性,滑膜炎性渗出增多。

随着膝关节炎的炎性渗出,导致关节囊与周围的肌肉、韧带产生纤维化,局部增厚和挛缩,限制关节的活动。周围肌肉因疼痛产生保护性痉挛,关节活动受到进一步限制。

▶ 35. 骨性关节炎:本质是炎症反应

如前所述,骨关节炎是由关节软骨退行性变引起的关节疼痛和关节功能障碍的中老年常见疾病。实际上骨关节炎产生的关节变性、疼痛和肿胀等的根本原因是炎症反应。那有人就问,是不是吃抗生素抗炎就行了?其实不是这样的,下面让我们看一下是怎么回事。

我们平时讲到的炎症主要分为两种:① 感染性炎症,指人体受到病原微生物,比如细菌、病毒和原虫等感染并引起人体产生渗出、坏死和增生等炎症反应;② 无菌性炎症,指的是物理、化学等因素引起的炎症反应,膝关节炎就属于这一范畴,这一类炎症没病原微生物的感染,因此,抗生素的治疗没有效果。

膝关节骨性关节炎发生的具体机制是:长期的关节劳损,机械性刺激导致软骨的透明软骨、软骨基质、软骨下骨以及周围关节囊和韧带发生损伤,应激性地启动炎症反应,可以说炎症反应是身体应对退变和损伤的反应。继发性地引起许多炎症因子的释放,主要包括各种白介素(IL)、肿瘤坏死因子 α (TNF-α)、基质金属蛋白酶(MMPs)、氧自由基、一氧化氮(NO)、前列腺素(PG)和转移生长因子(TGF)等。这种炎症反应强度各不相同,甚至不同部位、不同阶段反应也不一样。一系列持续的炎症反应,引起透明软骨细胞变性、肥大形成纤维软骨,软骨下骨水肿、坏死和破裂产生囊性变,囊性变周围可能有硬化带形成,韧带或肌腱与骨交界处增生、骨赘形成。

炎症反应往往是身体应对应激和损伤的防御性反应,这种反应一部分是修复性的,其中很多机制目前仍不清楚。但是对于老年人退变性骨关节炎产生的炎症反应往往是过度的,会对组织产生破坏而不是修复作用。这种炎症对于关节的反应是疼痛、肿胀和关节的积液,在临床上我们针对这种骨关节炎引起的炎症反应,主要使用各种非甾体类抗炎止痛药物,可以达到很好地抗炎、镇痛效果,以避免过度的炎症反应对骨关节的进一步损伤。需要注意的是,骨关节炎的炎症过程存在一定的发作周期,因此使用非甾体类药物时,一定要注意覆盖整个炎症周期,连续用药,以减少用药总量与降低炎症反复发作的可能性,千万不可把消炎镇痛类药物当成单纯的止痛药,疼痛严重时用几颗,稍有好转即停药。

▶ 36. 影响骨关节炎发生发展的因素有哪些

骨关节炎是一种增龄性的关节疾病,是人体老化的一部分,从一定程度上来说是不可避免的,因此很难预防,患病之后,则无法治愈。但是,骨关节炎患病与疾病进展的影响因素非常之多,也并非所有的老年人都会发病,通过对这些因素的控制与调整,可以相应地延缓其发生和减缓其进程,从而减轻疼痛等症状,改善生活质量。具体措施包括以下几点。

(1)控制体重。肥胖是骨关节炎发病和进展的重要因素,体重指数过高的患者需要减肥,尽可能达到标准体重,减轻膝关节的负担,减少对关节软骨的损伤。减肥的方式包括饮食内容调整以及合理的运动,也就是"管住嘴"和"迈开腿",一方面减少热量的摄入,另一方面增加热量支出,使得支出大于摄入,即可达到减肥的目的。减肥的主要动力当然来自主观的要求,主要方法是三餐规律控量,进食的品种要丰富,以保证各种营养成分的均衡摄入,但是进食的总量要明显减少,不能吃得过饱,只能吃七到八分饱。所以,减肥的主要困难是来自能否"挨得饿",因为只有饿了才能减肥,饿的时候要感觉很开心,饿得受不了可以多喝水。所以说,减肥其实是一个心理问题,认知、方法、乐观的意志都是成功的要素。

(2)合理运动。每个人喜欢和擅长的运动方式千差万别,所以具体的运动方式可以非常个体化，但一定要有规律，根据运动量的大小与时间的分配，可以设定每天进行，或者每周两到三次进行，总的原则是不因运动而引起或者加重膝关节的疼痛，要在膝关节能够承受的范围内进行，身体耐受能力差的，可以分多次进行。技术要求高的运动，最好有定期的教练指导训练，以减少受伤机会，更好地运动。从预防的角度，规律的适度运动能够增强全身关节的综合能力，适合于中青年阶段的大部分没有症状的人群，以及中老年阶段仅有轻微或者轻度症状的人群，有助于减缓身体机能衰老的速度，改善早期症状。

对于已经存在比较明显的症状，或者已多次发作，对生活或者工作已有一定影响的 OA 患者，需要减少过度活动，尤其是一些对膝关节负重较大的活动，例如跑步、爬楼梯、登山等活动，以散步、游泳、骑自行车等不损伤关节的运动代替。当然，何为"过度"因人而异，适量的运动有助于增强关节周围肌肉力量、改善软骨营养、增加肢体协调性避免外伤等，有利于关节健康，但是在日常运动中应注意防护，避免受伤，并注意循序渐进、科学锻炼。对于已经出现明显骨关节炎并对活动有明显影响者，可以用扶手杖分担自身一部分重量，减轻髋、膝关节的负担，可以保护下肢关节，增加稳定性，减少跌倒风险。

（3）注意关节部位的保暖。局部保暖有助于缓解症状与减缓病情进展速度。

虽然骨性关节炎的病理变化本质上是不可能治愈的，因为从关节软骨退行性病变的角度来看，软骨的退变与关节炎的进程是一个不可逆的过程。但从临床症状的角度讲，通过一系列的预防和保护措施，以及早期的药物、康复治疗等保守治疗方案，可以减轻疼痛甚至达到"无痛"，保护患者的关节功能状态，使其日常生活和社会活动均不受影响，即可达到"临床治愈"的目的。

▶ 37. 骨性关节炎会遗传吗

大部分的关节疾病不是遗传病，但可能和遗传有一定的相关性。例如骨关节炎，其病因目前尚不清楚，可能和个体的软骨营养和代谢因素有关，因此可能"和遗传相关"。这里"和遗传相关"的意思是如果一个老年人得了骨关节炎，那么他的子女很可能也易得骨关节炎，但是并非一定会得骨关节炎。强直性脊柱炎、类风湿关节炎和痛风性关节炎也是同样的道理,虽然这些疾病的确切病因不甚清楚,但是都有家族性特点。在一个家族中,如果存在一位类风湿关节炎的患者,那么该家族的其他成员患类风湿关节炎的风险要比无此病的家族高 2～10 倍。

遗传病是指由遗传物质发生改变而引起的或者是由致病基因所控制的疾病。如先天愚型、血友病等,这些遗传病完全由遗传因素决定发病。在关节疾病中,存在一种血友病性关节炎,它属于遗传病。血友病为一组遗传性凝血功能障碍的出血性疾病,共同的特征是活性凝血活酶生成障碍,凝血时间延长,终身具有轻微创伤后出血倾向,重症患者没有明显外伤也可发生"自发性"出血。一共存在三个亚种:血友病 A(血友病甲),是一种性联隐性遗传疾病,男性发病,女性传递;血友病 B(血友病乙)也是性联隐性遗传,其发病数量较血友病 A 少;血友病 C 是常染色体不完全隐性遗传,男女均可患病,是一种罕见的血友病。血友病患者就会出现血友病性关节炎,由于关节内反复出血而导致的关节退行性变。

▶ 38. 几年前的轻微外伤史是骨关节炎的罪魁祸首吗

不少中老年患者在分析自己慢性关节疼痛发生的原因时,都会想起数年甚至数十年前的扭伤与摔倒等情况,怀疑其为病因。那么,几年前的轻微外伤史到底是不是骨关节炎的罪魁祸首呢?

关节软骨覆盖在关节的骨骼表面,是一种低摩擦的接触表面,软骨的弹性还可缓冲关节活动过程中的冲击力。软骨组织本身没有神经支配,血液供应也很少,因此与骨骼皮肤等组织相比,软骨组织的自身修复能力比较差。当外力,哪怕是轻微外力造成软骨损伤时,由于软骨组织的修复再生能力有限,软骨损伤会反复累积,并出现修复失效。骨关节炎的发病是一个多因素的结果,主要原因还是退化,反复发生的轻微外伤所导致的软骨损伤会加速这个过程,从而引起骨关节炎提早出现,但不是引起骨关节炎的罪魁祸首。在平时的运动和活动中,合理运动与训练、提高技术以减少受伤机会、提高防跌倒意识是预防骨关节炎的关键。

股骨头坏死有明确病因吗

■
■
■
■
■

▶ 39. 股骨头坏死是怎么回事

　　股骨头坏死是由于不同病因破坏了股骨头的血液供应所造成的最终结果,是临床常见的疾病之一,它的病因尚不清楚,存在多种学说。目前被公认的有外伤、大剂量应用激素和长期大量饮酒等,这些病因的共同特点是可以导致股骨头的血供障碍。比如,股骨颈骨折会导致供应股骨头血液循环的主要血管被损伤,引起股骨头的血供障碍。即使内固定手术后骨折顺利愈合,但一段时间后因股骨头血供受损,仍会出现股骨头的坏死。大剂量应用激素导致股骨头坏死的确切机制仍未明确,可能是脂肪栓塞、凝血机制改变和骨质疏松等原因。长期大量饮酒,特别是劣质白酒,也会引起股骨头坏死。具体机制可能与长期过量酒精引起胰酶释放,造成脂肪坏死,继而钙化有关;过量摄入酒精导致一过性高脂血症,并使凝血因子改变;同时,由于饮酒行为的复杂性,也很难阐明不同品种或品牌的酒类之间致病性方面的区别。上述这些病理改变最终可能导致股骨头局部区域的血管堵塞,出血或脂肪栓塞,造成股骨头缺血性坏死。

　　股骨头坏死的患者刚发病时可以没有任何临床症状,随后最先出现的症状可能为髋关节或膝关节酸痛或者疼痛。这种疼痛的性质可呈持续性或间歇性,如果是双侧股骨头患病可以呈现交替性疼痛,早期多不严重而后逐渐加重,早期时经过合适的保守治疗可以暂时缓解,但过一段时间疼痛会再度发作。股骨头坏死患者的症状进展速度可快可慢,髋关节的功能受损亦程度不一,轻者可能仅有轻微跛行,重者则行走困难,甚至需要扶拐行走。随着疾病的发展,髋关节的活动范围逐渐受限,以内旋和外展活动受限最为明显。

股骨头坏死的分期一般是根据疾病病理严重程度的不同来进行的,最常用的分期方法是 Ficat 分期,将股骨头坏死分为 4 期,再据此采用不同的治疗方式。对于 I 期的患者通常使用非手术治疗,需要严格地避免负重,卧床休息 3~6 个月常可缓解症状,其主要原理是避免股骨头受压。中药和理疗也可能缓解症状。许多患者往往会综合多种措施,以增加症状缓解与延迟疾病进展的可能性。治疗期间应定期拍摄 X 线片检查,了解疾病进展或缓解的情况。II 期或 III 期股骨头塌陷在 2 毫米以内的患者可以采用股骨头钻孔及植骨术、带血供骨移植术或者经转子间旋转截骨术等保头手术进行治疗。全髋关节置换术则适用于 III 期中股骨头塌陷超过 2 毫米以及 IV 期的患者。

▶ 40. 喝酒会引起股骨头坏死吗

饮酒过量居非创伤性股骨头坏死的主要危险因素第二位,仅次于使用类固醇激素。有研究认为成人累计饮用 150 升纯酒精(每周累计饮酒不少于 400 毫升或更多)即可发病,换算成 50 度的高度白酒,每日饮酒量不能超过 2 两。2017 年一项研究表明,每周饮酒所含酒精超过 100 克或每年饮酒所含酒精超过 500 克会明显增加股骨头坏死的发生概率,而且即使总酒精摄入量相同,经常有规律地喝酒者比偶尔豪饮者更容易造成股骨头坏死。

饮酒过度引起的股骨头坏死多为双侧同时发病,常见于 30~50 岁的成年男性。但目前认为并不是所有喝酒过量或是酗酒的人都会发生酒精性股骨头坏死,酒精摄入过多对于股骨头坏死只是一个危险因素,喝酒过量加上身体基因存在某种缺陷才会发生股骨头坏死,这可以解释为什么慢性酒精中毒患者中股骨头坏死的发生率仅为 5.1%。

因此,长期大量喝酒有很高的诱发股骨头坏死的风险,建议适度饮酒,做到"总量控制"。

▶ 41. 使用激素会造成股骨头坏死吗

激素使用与股骨头坏死之间存在明确的因果关系,因为非常常见,这类患者被专门归于同一类型,称为激素性股骨头坏死。

我们通常所说引起股骨头坏死的激素叫做糖皮质激素,或称为糖皮质类固醇激素。它的短效药物有可的松、氢化可的松,中效药物有泼尼松、泼尼松龙、甲泼尼龙等,长效药物包括地塞米松、倍他米松等。

研究表明有口服糖皮质激素史的患者发生股骨头坏死的概率是不服用激素者的 20 倍,而且使用激素的时间越长,剂量越大,则发生股骨头坏死的风险也就越大。但并不是所有使用激素的患者都会发生股骨头坏死,进行长期激素治疗的患者发生股骨头坏死的概率为 9%～40%,而短时间内使用大剂量激素冲击治疗的患者发生率更高。目前认为激素性股骨头坏死是多因素的,人体基因某种缺陷加上激素的长期使用或大剂量冲击才会诱导出现股骨头坏死。

无论是长期使用还是短期冲击治疗,激素使用的必要性取决于原发疾病的治疗要求,许多情况是非用不可,但在基层医疗单位也确实存在过度使用的情况。因此,规范使用激素非常重要,以减少股骨头坏死等激素相关并发症的发生。

▶ 42. 股骨颈骨折和股骨头坏死有什么关系

股骨颈骨折是老年人常见的髋部骨折类型,人体供应股骨头营养的血管就围绕在股骨颈的周围,当股骨颈发生骨折时,如果骨折有移位,围绕股骨颈的血管就很可能受到损伤,从而影响对股骨头的血供,造成骨折的延迟愈合或不愈合。无论骨折是否愈合,均可发生创伤性股骨头缺血性坏死。文献报道,年轻的股骨颈骨折患者股骨头坏死的发生率达 14.3%,骨折不愈合率达 9.3%,这可能是因为年轻股骨颈患者多为高能量损伤,供应股骨头血供的血管更容易受到破坏。这种股骨头坏死多在外伤后逐渐表现出来,因此对骨折行保守治疗或内固定治疗的患者需要定期随访。髋关节磁共振检查是比较有效的检查方法,在股骨头坏死早期就能够看到相应的变化,而 X 线检查是不能早期发现的;但当股骨头颈部有螺纹钉等金属内植物存在时,核磁共振会产生金属伪影,无法诊断股骨头坏死,就只能依靠 X 线检查进行随访与诊断了。也有研究表明同位素骨扫描能够早期判断股骨头的血供情况,对股骨头坏死的发生有一定的预测作用。

股骨头坏死会影响患者的活动能力,行走时髋部疼痛或跛行,髋关节僵硬,从而降低生活质量,症状严重时就需要进行人工髋关节置换手术。

▶ 43. 股骨头坏死会遗传吗

髋关节疾病有很多种,目前认为与遗传有明确相关关系的主要包括强直性脊柱炎(ankylosing spondylitis, AS)和发育性髋关节发育不良(developmental dysplasia of the hip, DDH)。

AS 可以累及髋关节,具有一定的家族遗传性,并且多发于青少年男性。人体内存在一种被称为 HLA – B27 的遗传因子,AS 患者的 HLA – B27 检测阳性率超过 90%,但在所有 HLA – B27 阳性的人群中,AS 发病率也只有 20% 左右。这说明 HLA – B27 阳性是患病的一个危险因素,但是不意味着一定会患病。因此在临床诊断中,不能把 HLA – B27 阳性简单等同于 AS 诊断确立,也完全没有必要谈 B27 阳性而色变。

DDH 有一定的遗传倾向,约 1/4 的患者有家族史。多数学者认为多基因遗传在 DDH 的发病中有一定作用,有阳性家族史的儿童的发病风险是没有家族史儿童的 7 倍。

不少得了股骨头坏死的患者深切感受到这种疾病带来的身体和精神上的痛苦,于是担心是否会遗传给下一代。对这个问题的回答取决于患者股骨头坏死的病因是何种类型。在最常见的 4 种股骨头坏死类型中,酒精性、激素性和创伤性坏死存在明确的后天致病因素,患者一般不太会担心遗传的问题,而特发性的患者则常常会有所顾虑。

但奇怪的是,即使患者都曾使用过大剂量的激素治疗,并不是每个人都会发生股骨头坏死，真正的发生率其实并不高，仅为2‰～3‰。酒精性与创伤性坏死的患者同样如此，并非所有大量饮酒与股骨颈骨折后的患者都会坏死，这表明发病患者可能自身存在一定的基因基础，从而在高危条件下更容易诱发股骨头坏死。对此，科学家进行了不少研究，发现尽管激素诱发股骨头坏死的确切发病机制尚不清楚，但它的发生确实与多种基因有关，包括脂质代谢基因、凝溶血相关基因、骨代谢基因等，也就是说有一定的遗传性相关性。酒精性股骨头坏死也同样存在易感基因。

还有些遗传性疾病，如血红蛋白病中的镰状细胞性贫血、地中海贫血，以及血友病、高雪氏病等，有引起股骨头病变继而发生股骨头坏死的风险，这种病因造成的股骨头坏死有明显的遗传倾向。

我国台湾学者曾报道发现，台湾岛上有三个家族的股骨头坏死发生率很高，对这些家族性股骨头坏死患者进行了基因检测，并与其他股骨头坏死患者进行对比，发现在第12对染色体上有基因缺陷，从而证实了遗传也是导致缺血性股骨头坏死的原因之一。因此，如果家族中多人出现股骨头坏死，需考虑遗传性股骨头坏死的可能。

由此可见，股骨头坏死是否遗传，与致病原因密切相关。相信随着对股骨头坏死的深入研究，这个问题今后会有更好的答案。

强直性脊柱炎是怎么发生的

▮
▮
▮
▮

▶ **44. 强直性脊柱炎为何会累及髋关节**

从强直性脊柱炎（ankylosing spondylitis，AS）的名称可知，它是一种以脊柱为主要病变部位的慢性自身免疫性疾病，男性患者比例远高于女性，到目前为止，致病机制尚未完全明确。但有大于 30％ 的患者会累及髋关节等外周关节，其中 90％ 为双侧髋关节病变。早期症状以活动后髋关节疼痛为主，随着病情进展，髋关节会出现关节间隙狭窄，关节面模糊，从而导致行走困难。若病情未得到控制，髋关节运动范围会受到明显限制，最终髋关节像铁板一样僵死，成为僵硬髋或融合髋，患者的很多日常活动会受到很大影响，生活无法自理。

因此，出现髋关节受累的 AS 患者，若不积极进行规范的内科治疗，可能会错过最佳的治疗时间窗而预后不良。内科治疗方案包括足量足疗程的非甾体抗炎药和柳氮磺吡啶等改善症状药，生物制剂中的 TNF‐α 拮抗剂据报道可以延缓 AS 髋关节受累的进展，已得到越来越广泛的临床应用。

对于髋关节已经完全强直、失去活动能力的患者，髋关节置换是改善生活质量的首选治疗方案，年轻患者可能会面临今后的髋关节翻修手术。目前所用的第四代陶瓷对陶瓷磨擦界面具有极其优异的耐磨性能，大大降低了年轻患者因磨损带来的翻修风险。

▶ 45. 强直性脊柱炎最后会全身强直吗

　　强直性脊柱炎是一种慢性、进行性的炎性疾病，主要影响脊柱、骶髂关节以及外周关节等关节部位，造成这些关节部位活动受限，甚至发生强直，双侧髋关节是 AS 最常累及的外周关节，膝关节受累者很少，其他关节则相对更少。早期 AS 表现为腰部活动僵硬感，早晨起床时尤其明显，适当活动后可缓解。随着病情发展到晚期时，典型特征是出现全脊柱强直，颈椎、胸椎、腰椎全部融合强直，无法活动，而且往往会强直在一种非生理的位置上，表现为胸椎后凸，头部前伸，类似于弯腰低头的姿势，患者侧视时必须转动全身。髋关节受累及的患者会出现髋关节强直固定，而且多为双侧髋关节同时受累，患者无法正常坐立。此时，患者自头颈部到双髋关节均无法活动，仅剩双上肢与双膝关节以下能够活动，被称为"木板人"，生活非常困难。

　　因此，强直性脊柱炎的晚期，确实有可能出现全脊椎和双侧髋关节的强直，但经过及时诊治，绝大多数强直性脊柱炎患者并不会进展到全身强直的程度。

膝关节疾病都是运动引起的吗

▪
▪
▪
▪

▶ **46. 造成膝关节疼痛最常见的原因有哪些**

膝关节疼痛最常见的原因有骨关节炎、类风湿关节炎、痛风性关节炎、膝关节韧带损伤、外伤性膝关节半月板损伤、膝关节周围骨折和膝关节结核等。

膝关节周围的韧带包括：① 内侧副韧带；② 外侧副韧带；③ 前交叉韧带：限制胫骨前移、膝关节过伸、内外旋转及内收和外展；④ 后交叉韧带：限制胫骨后移、膝过屈、内旋、外展和内收；⑤ 关节囊。韧带损伤后，稳定作用受到破坏，膝关节可出现不稳定。检查可发现膝关节肿胀、压痛、关节积液、功能丧失。

半月板是位于膝关节内，胫骨和股骨之间的一个"垫片"，帮助膝关节的活动，呈新月形，截面楔形。它是一种纤维软骨组织。半月板的作用有：① 稳定作用。半月板的充填使膝关节在任何屈伸角度活动时都能获得稳定。② 缓冲作用。半月板富有弹性，可吸收纵向冲击及振荡，减少股骨与胫骨之间的磨损。

外伤性半月板损伤多为青年，男性多于女性，外侧半月板损伤多于内侧半月板。患者有膝关节暴力扭伤病史，走路时膝关节痛，多位于关节一侧，往往关节活动到一定位置出现，并伴有"格哒"弹响。部分患者有"交锁"症状，即关节突然半屈曲固定，不能伸直，但可弯曲。还有的患者会出现"打软腿"的现象，即突然感到关节不适，肌肉控制失灵，不能或不敢负重，有跪倒趋势。退变性的半月板磨损在严格意义上来讲,并不是半月板的"损伤",其实质只是膝关节整体退变老化的一个组成部分,常见于中老年人群,因此其处理原则应该遵循膝关节骨性关节炎的原则,而不是仅仅处理半月板本身。

▶ 47. 哪些人容易患膝关节骨性关节炎

骨性关节炎是一种慢性关节疾病,重要的起动病变部位是关节软骨的磨损,任何可能会加重磨损的因素都是导致该病易患的原因。

(1)中老年人:显而易见,作为一种关节退变性疾病,中老年人由于关节老化,是骨关节炎的好发人群。

(2)超重的人:超重肥胖造成关节负重增加,体重越大,关节受力越大,磨损就越厉害。除了肥胖引起的机械性因素外,肥胖造成的体内激素变化也影响全身代谢水平,从而影响关节内软骨的代谢,加速骨关节炎的发生。

(3)膝关节受过伤的人:关节内的韧带和半月板损伤会造成关节不稳,这样容易造成膝关节的磨损,引起骨关节炎。

(4)下肢畸形的人:一些先天性的畸形或者后天因为外伤导致的畸形,会使患者下肢的力线发生异常,在站立或者行走的时候,膝关节的受力不平稳,会加速关节的磨损。

(5)从事特殊职业的人:如重体力工作者、职业运动员或舞蹈演员等。职业工作中不可避免的高强度应力造成关节磨损的加剧,从而使其易得关节炎。

▶ 48. 半月板损伤后对膝关节有什么影响

半月板由纤维软骨组成,位于膝关节的关节间隙,内外侧各有一块。半月板的结构呈半环形,外厚内薄,上面凹陷,下面平坦,与股骨面及胫骨平台相适应。半月板可以补偿胫骨髁面与股骨髁面的不适应,增加关节的稳定性,并可避免周围软组织被挤入关节。半月板质韧并具有一定的弹性,能缓冲两骨面撞击,吸收震荡,散布滑液,增加润滑,减少摩擦,保护关节。半月板损伤多见于年轻患者,多有暴力扭伤史。半月板本身血运较差,故损伤后缺乏修复再生能力。外伤性损伤通常为纵向撕裂,常见于青年人群,表现为暴力外伤后急性的关节疼痛、肿胀,同时可伴有关节卡锁症状,严重影响膝关节的稳定性以及功能。一旦发现,应早期治疗,可以采用关节镜下的修补手术,尽量保留半月板组织及半月板功能,因为半月板缺失会导致运动时关节的缓冲能力下降,增加软骨的磨损,加速骨赘形成、关节间隙狭窄等骨性关节炎的表现。

中老年时期,膝关节的各个部件都已处于退行性变化的过程中,半月板也不例外,通常表现为横向的磨损性变化,没有明确的外伤史,也不一定伴有临床不适症状。这一年龄段患者的膝关节疼痛起因在于退变性炎症反应,而不是半月板问题,因此关节镜修复半月板价值不大。

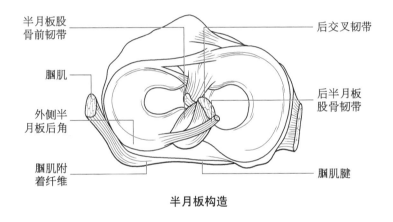

半月板构造

第三讲

合理检查
协助诊断、助力手术

诊断关节疾病都有哪些检查

▶ **49. 为什么说 X 线片是关节疾病诊断中最重要的检查**

X 线检查作为骨科最常用的辅助检查手段,因其普及性、操作简便易行,设备及检查费用较低,至今在很多关节疾病诊断之中都是首选检查手段。在 X 线上可见关节的整体形态、关节间隙、骨性关节面、骨赘情况、是否有畸形和异常的骨质改变等,很多关节疾病通过 X 线就足以诊断,如还需进一步诊断,则可根据 X 线的表现,有针对性地选择合适的辅助检查。最常见的关节疾病是骨关节炎,X 线特性是关节间隙狭窄、骨赘形成、软骨下骨囊性变及硬化等。根据患者的临床症状和 X 线表现,就可以诊断大部分关节疾病,并诊断病变处于什么阶段。一些关节手术后的患者,也需要定期复查 X 线来观察内固定、人工关节位置、病灶的愈合情况等。

▶ **50. 磁共振检查可以更清楚地显示关节疾病的变化吗**

与 X 线检查相比,磁共振(MRI)检查能清楚地显示关节内的各种结构,如韧带、肌腱、关节囊、关节软骨及半月板等组织,并且,MRI 对于软组织病变更加敏感,对软组织和液体的形态有更好的显示,如关节周围肌肉走行、损伤位置、囊肿位置和来源、水肿、积液等。在疾病初起阶段,当 X 线片上的骨性结构还未出现变化之前,MRI 就已经能够显示各种不同结构的内部变化,非常有利于疾病的早期诊断。比如在股骨头坏死的早期诊断中,在 X 线片出现变化之前,MRI 就可以有特征性的信号改变,有其独特的价值。问题在于,MRI 显示的图像信息过于注重细节,反而不利于整体大局的辨识与分析。而且,MRI 检查时涉及很多不同的条件参数,这些参数的改变都会导致成像信息的变化,而我们目前还未能搞清这些信号的改变与疾病的病理变化之间的关系,或者说,我们还不太能够解释这种变化。而在一种疾病的中晚期阶段,其出现的病理改变往往是多方面的,因此在 MRI 上的图像信号就会异常复杂,乃至杂乱无章,失去其应有的参考价值。

▶ 51. 哪些骨性关节炎适合做磁共振检查

磁共振的成像原理,是利用氢原子所包含的那一个唯一的外围电子与其原子核中的质子,在静磁场中自旋的方向存在差异,从而获得图像。人体氢原子的存在主要是包含在水分子中,因此,从某种意义上来讲,MRI 检测仪器提供的是不同强度的磁场,检测的是人体不同组织中水分含量的差异,以及其形态上的变化。许多疾病,比如肿瘤、关节炎等的本质是无菌性的炎症反应,而炎症反应的一个基本变化是白细胞浸润和充血水肿反应,因此,MRI 可以在形态发生变化之前就发现这种水肿反应,这是 MRI 早期诊断能力的基本原理。

MRI 通常仅在关节疾病的初期与早期阶段,当 X 线片难以辨认或者不具诊断价值时,才具有一定的早期诊断价值,但在不同的疾病中,其价值地位大有不同。在骨性关节炎中,因为对于早期 MRI 上的信号改变并无明确一致的解释,导致其诊断价值存疑,至今为止仍然未能确立 MRI 对于早期骨性关节炎的临床诊断标准。英国卫生部曾在 2011 年发表其投票结果,推出一个仅用于临床研究的 MRI 早期诊断方案,但未能获得广泛使用。

当 X 线片上能够看到关节疾病的改变时,MRI 就已经失去了价值,没有必要再做了,所以对于症状明显、病期较久、年龄较大的关节疾病患者,首选的诊断方法是 X 线片,而不是 MRI。目前仅推荐在年龄较轻、症状明显、X 线片无阳性表现的患者中进行 MRI 检查,主要用于排除其他情况。

▶ 52. 磁共振报告半月板损伤/退变怎么办

磁共振检查的普及,特别是其"看得更清楚"理念的误导,使得磁共振检查在关节患者中普遍被滥用。尤其是在膝关节骨性关节炎的患者中,许多不需要做磁共振检查的患者做了磁共振检查,得到了一张"半月板损伤"的报告,增加了许多的烦恼和担忧。其实,年轻人的外伤性半月板和中老年人的退变性半月板磨损是两种完全不同的情况,需要区别对待。

年轻人外伤性的半月板损伤一般由暴力外伤引起,伴有明确的外伤后疼痛病史,而且外伤的暴力通常较大,疼痛出现的时间比较急短。这种情况必须用磁共振检查才能清晰地显示半月板与韧带损伤的详细情况,并且可以根据半月板的损伤程度进行分级:1级损伤(半月板内部小灶性的类圆形信号增高影,未达半月板表面,代表退变性改变);2级损伤(半月板内部线形的中等信号增高影,未达半月板表面,代表退变性改变);3级损伤(达到半月板关节面的异常信号,可为线形或不规则形,通常代表半月板撕裂)。轻度的半月板损伤一般经严格的保守治疗,临床症状可逐步缓解,甚至消失。如果膝关节肿痛症状较为明显,可以口服药物来缓解病情。重度的半月板损伤及经保守治疗无效的轻度损伤,症状和体征均很明显,诊断明确者,建议尽早手术干预,以防发生创伤性关节炎。

中老年人身体逐渐衰老的过程中,膝关节的所有结构也都处于这一过程,半月板同样如此。因此,在40~50岁的人群中,有不少人的半月板已经出现磁共振可见的退变迹象,其比例随年龄增长而增加,60岁以上人群几乎全都退变了。身体衰老与结构的退变必然会带来功能的降低,但并不意味着一定会出现疼痛,即使有疼痛,其原因也是整体性的退变引致的炎症反应,而并非半月板单一因素。磁共振的缺点是过于敏感,而半月板出现的信号改变对于放射科来说比较易于描述,加上磁共振在中老年人膝关节检查中的滥用,造成了"半月板损伤"的过度恐慌。

中老年人无明显外伤史的膝关节不适最常见的原因是由衰老与退变导致的骨性关节炎,最合理的检查诊断手段是 X 线片,磁共振并无明确诊断价值,其所报告的"半月板损伤"也无实际的诊断与治疗价值。仅在少数特定的病例情况中,骨性关节炎的患者才需要做磁共振检查。

所以,无明显外伤史的中老年人膝关节磁共振报告"半月板损伤"时,仍然应该拍摄 X 线片,以明确疾病的严重程度分期,进行规范化的骨关节炎的阶梯治疗,即先行严格保守治疗,保守治疗无效则进行保膝或者置换的手术治疗。对于"半月板损伤"本身,一般无须处理,关节镜下修补手术并无益处。

▶ 53. 磁共振报告关节积液很可怕吗

正常的关节内本身就具有一定量的关节液,关节液由关节滑膜分泌和吸收,有两个功能,一是充当关节软骨新陈代谢的载体,二是润滑作用,就像是变速箱里的机油。关节液太少的话,关节的软骨代谢和摩擦性能都会出现问题,磨损会大大增加,关节液太多的话,也表明关节的某个环节出现了问题。

磁共振不像 CT 可以三维重建,而只能观察某一个切面,并不能看到关节的完整状态,因此,MRI 无法判断关节液太少的情况,关节液太多的时候则会报告"关节积液"。问题在于,正常量的关节液在 MRI 图像中到底应该有多少,有什么样的图形表现,目前还没有标准,放射科医生给出"关节积液"这个报告的时候,更多的是一种主观的定性判断,还需要临床医生结合具体情况给出进一步的解读。同样的,由于缺乏标准,临床医生对于"积液"的解读也是一种经验性的主观判断。在真实的临床实践中,如果报告中写的是"少量积液",那基本就表示正常。

MRI 的另一个缺点是无法分辨积液和积血,因为都含有大量的水分,所以任何的影像学资料都必须结合临床病史与患者体征才能正确合理地解读。积血一般与外伤有关,需要追查外伤的后果,没有外伤的话,就要分析出血的原因,是否有出血性疾病,或者在滑膜炎症明显时有轻微的外伤导致少量的出血。积液的来源是滑膜分泌与吸收之间的平衡,滑膜病变可以是类风关等直接累及滑膜的疾病,也可以是骨性关节炎等退行性病变发作期的整体失衡的结果。

所以,无论哪个关节,MRI 报告的关节积液都需要结合具体的影像学表现,加上临床病史过程与局部体征的检查,结合思考其前因后果,才能作出判断。对于患者而言,完全不必过于惊慌,这只是我们丰富人生中的一抹小色彩。

▶ 54. 片子上看到股骨头塌陷、变形就是股骨头坏死吗

股骨头坏死是因股骨头血供中断或受损,引起骨细胞和骨髓成分死亡及修复,继而导致股骨头结构发生变化,引起股骨头塌陷,髋关节疼痛和功能障碍的疾病。早期股骨头坏死辅助检查可无明显阳性表现,随着疾病进展,可表现为股骨头软骨下坏死,最终出现股骨头塌陷、变形,形态异常的股骨头如果长期摩擦上方的髋臼,会损害髋臼软骨面,继发性关节炎。

但是,会引起股骨头变形的疾病还有很多,比如髋臼发育不良伴骨性关节炎、强直性脊柱炎累及髋关节、软骨下不全骨折、创伤性髋关节炎、股骨头骺病变后遗症、色素沉着绒毛结节性滑膜炎、非特异性滑膜炎、软骨母细胞瘤、股骨头滑膜疝注及盂唇损伤等疾病。更广义来讲,绝大多数的髋关节疾病,最终的结果都会或多或少地出现股骨头形态的变化,所以,当看到X线片上的股骨头形态异常时,需要有更加广阔的思路,而不是局限于股骨头坏死。但是,由于股骨头坏死这个疾病太有名了,导致许多的患者,甚至非关节外科医生,包括放射科医生,只要看到股骨头异常,就会想到股骨头坏死。因此,至少在我国大陆地区,股骨头坏死这个疾病,应该是被大大地高估了,许多并非股骨头坏死的患者,都被扣上了股骨头坏死的帽子。

▶ 55. 膝关节站立位拍片为什么要屈膝

膝关节的远端主要承重部位是胫骨平台,为适应人类活动的需要,平台关节面并不是平行于地面的,而是有一个约3°的内倾角和一个3~10°的后倾角。站立伸直位膝关节摄片时,X光线平行于地面,但通过膝关节间隙所观察到的软骨区,为胫骨平台软骨的前半部分,不是负重最大的区域。生活中受机械重力最大的部位为平台软骨的中后部分,因而该部最先发生退行性病变,其表现

为关节面不光整，骨质囊性吸收以及关节间隙的变窄。根据生物力学的研究，当关节微微屈曲 10～15°时，可更好显示胫骨平台后方关节软骨承重区，可以更好地定位关节退变的部位。因此，拍摄站立位 X 线片时，我们需要膝关节微微屈膝位拍摄。

▶ 56. 为什么要拍下肢全长片

下肢全长片是患者在站立状态下拍摄的包括髋关节、股骨全长、膝关节、胫腓骨全长及踝关节的双下肢正位 X 线片。

拍双下肢全长片的目的在于：① 双下肢全长片可以精确测量双侧下肢的长度、双侧下肢力线和解剖学角度，弥补局部 X 线片的缺陷，用来确定成角和短缩畸形的程度。② 临床上，可以帮助医生判断病情、诊断、选择治疗方案和手术（特别是手术前有效测量，可提高手术精准性和减少手术时间）提供重要的参考价值，具有不可替代的优势。

如何拍好双下肢全长片：患者站立、双手自然下垂，膝关节伸直，足部与肩同宽，双足内旋 15°（大拇趾互相对应），使腓骨头与胫骨重叠接近三分之一，髌骨垂直指向正前方。

关节要做手术了，需要做哪些检查

▣
▣
▣
▣

▷ **57. 手术前为什么要拍胸片或胸部CT**

胸片检查，一般是手术前的常规检查。很多患者可能平时自己没有觉得胸部和肺部不舒服，但对于一些人来说，特别是老年患者，随着年龄的增长、身体的各个脏器都在老化、衰退，胸部、肺部的一些问题可能暂时没有表现出来，但是手术可能会诱发或放大一些隐匿性肺部、胸部疾病和问题。因此，对于一些老年患者或既往有胸部、肺部疾病的患者，必要时需拍胸部CT检查。

拍胸片或胸部CT主要是为了：① 明确肺部有无肺炎、肺气肿、肺大泡及肺部肿瘤等引起肺功能下降的疾病；② 对于一些外伤，排除胸部有气胸、胸腔积液及肋骨骨折等情况；③ 明确有无胸廓（包括肋骨、胸椎、软组织等）、胸腔、纵隔、心脏等的疾病。

手术前拍胸片或胸部CT可以了解患者胸部情况，利于评估手术风险，降低患者手术和麻醉风险，提高手术安全性，为手术患者保驾护航。

▷ **58. 手术前为什么要做心电图**

心电图是一种无创（没有损害）的检查，心电图机从四肢及胸前记录心脏每一次心动周期所产生的电活动变化图形。

做心电图主要是为了：① 记录人体心脏搏动的电活动；② 帮助医生诊断心律失常（心脏跳动不整齐）、心肌缺血、心肌梗死及部位；③ 帮助医生诊断心脏扩大、肥厚等心脏疾病。

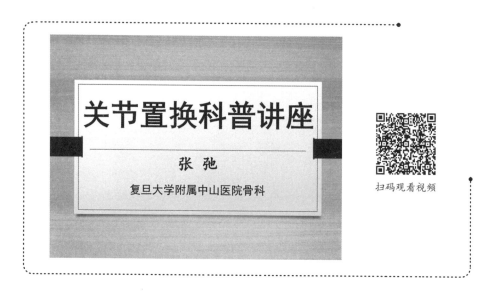

扫码观看视频

▶ 59. 关节置换手术前为什么要拍放大测量片

一个手术的成功取决于对患者充分的术前评估和计划，对于关节外科医生来说，关节置换患者术前的放大测量片是必不可少的一项检查。由于假体模板的放大比例通常是在115%～120%，因此，我们需要把X线片的放大比例也与此相同，必须在放射科进行拍摄条件的测定与设定。

拍摄放大测量片的意义：① 可以帮助医生更好地了解患者关节的生物力学特点；② 辅助医生选择更合适的手术方式、假体类型和假体大小（特别是非标准的假体型号，如小号假体或特大号内植物）；③ 协助医生更好地认识骨性畸形或骨缺损和可以利用的解剖标记，从而改善术中假体放置的位置；④ 协助医生术前备齐特殊器械（如截骨需要钢缆）；⑤ 让医生对每位关节置换患者的重建有更好的理解。

关节置换手术前拍标准测量片有以下作用：① 有利于医生重建关节的正

常解剖结构,对恢复患者关节稳定性以及平衡下肢长度具有重要作用;② 做到个体化设计,有助于确定假体型号、提高术中假体符合率、平衡软组织张力、简化手术操作、缩短手术时间、提高手术效率、提高假体使用寿命,减少患者术后疼痛程度、脱位、不稳定等术后并发症,使患者获得更好的行走功能、关节活动度,最终使患者获得更好的疗效;③ 将术前测量数据标注在放大测量片上,可以使整个手术团队对于手术的方向有更加明确的指向,利于加速手术进程。

▶ 60. 怎样拍好放大测量片

关节置换患者术前拍摄放大测量片对术中假体型号选择具有良好的预测作用,有助于确定假体型号、截骨水平、调整双下肢肢体长度和平衡软组织张力等,简化术中操作,缩短手术时间,提高手术效果。所以说放大测量片对于关节置换患者来说是手术前必不可少的一项检查。

通常医生会在患者手术侧大腿根部放置一个参考标志物(如硬币或金属物),用于测算印刷胶片的放大比例。拍摄有以下四大要领。

(1)双侧髋关节正位片:患者平躺取仰卧位,双下肢伸直,足尖稍内旋使双足第一足趾(大拇趾)相互对应。

(2)患侧髋关节仰卧侧位片:患者平躺取仰卧位,被测髋关节和膝关节伸直,足部内旋 20°左右,对侧下肢屈髋屈膝,球管平行于床面斜穿被检侧髋关节。由于许多医院的 X 线机并不具备这一功能,所以无法拍出一个标准的髋关节仰卧侧位片。侧卧位拍摄的所谓"侧位片",其投照位置与仰卧位拍摄的侧位片有很大不同,不能用于术前测量。所幸的是,侧位片的术前测量并不是很重要,可以用侧卧位侧位片的肉眼估算来替代。

(3)膝关节放大测量正位片:患者平躺,取仰卧位,被检测下肢伸直,足尖朝向正上方或稍稍内旋。

(4)膝关节放大测量侧位片:患者平躺,取侧卧位,被检测膝关节弯曲135°,踝关节稍垫高,使膝部放平。

▶ 61. 手术前抽血一般做些什么项目

手术前抽血常规检查项目包括：血常规，生化全套(肝肾功能、电解质、血脂、血糖)，凝血功能指标，炎症指标(C反应蛋白、血沉等)，传染病(乙肝、丙肝、梅毒、艾滋病)，血型等；视手术情况，必要时还需检查心肌标志物、铁代谢、骨代谢指标、风湿免疫指标等。

血常规检查是术前必检的常规项目，可以通过检查红细胞、白细胞、血红蛋白及血小板数目来发现很多全身性疾病的早期迹象，诊断是否存在贫血、可疑感染、血液系统疾病，以及了解反应骨髓的造血功能等。

生化全套亦是术前常规检查项目，肝功能(总蛋白、白蛋白、球蛋白、白球比、总胆红素、直接/间接胆红素、转氨酶、乳酸脱氢酶、肌酸激酶等)，肾功能(肌酐、尿素氮、尿酸、肾小球滤过率等)，空腹血糖，血脂可以作为可选项目(总胆固醇、甘油三酯、高/低密度脂蛋白、载脂蛋白)。目的在于明确是否存在肝功能不全、肾功能不全、低蛋白血症、高血脂、糖尿病、高尿酸血症等。

凝血功能指标，可了解患者凝血功能情况，诊断是否存在出血风险。手术都会有创伤，如果凝血功能不好，可能会导致手术中大量出血，影响手术速度与效果，甚至危及生命。

传染病筛查也是术前常规检查项目，了解患者是否有乙肝、丙肝、艾滋、梅毒的感染情况。若有活动性感染，可能需要暂停手术，先治疗相应感染；如果是非活动性感染，也需要提前准备，以保护手术室医护人员，术后的巾单和器械也要做特殊处理。

血型是手术一项常规检查项目，对可能需要输血的手术，要先行准备交叉配血的标本以及准备血源，为手术保驾护航。

心肌标志物是心肌损伤的指标，是反应心脏功能的检测手段之一，适用于既往有心肌损伤病史或者高龄与超高龄的老年人，有助于了解患者心功能情况，提前做好相应措施，降低手术风险。

另外，医生还会根据患者的身体情况、疾病本身、既往疾病史、本次手术情况等，增加相应的必要检查，以确保手术安全，降低手术风险和并发症的发生率。

▶ 62. 为什么有的患者手术前要做下肢静脉彩超

下肢静脉彩超,可以帮助了解下肢深静脉、浅静脉的血管,观察静脉血管内有没有血栓形成以及静脉瓣膜功能状况。

对于长期卧床、髋部骨折、既往有下肢静脉病变的患者来说,血液处于高凝状态,容易形成下肢深静脉血栓,如果血栓在围手术期中自形成处脱落,会随血液回流到肺血管网,导致肺栓塞,严重者会造成患者死亡。虽然总体发生概率很低,但因其后果严重,所以多数医生会小心对待,遵照相应规范来进行处理。

如果在手术前发现膝部以上的深静脉已经形成血栓,可能需要延迟手术或者请血管外科放置下腔静脉滤器,以防血栓脱落造成肺栓塞;很大的陈旧性血栓脱落的风险反而很小;小腿部的肌间血管血栓脱落风险也很小,而且很难分辨新鲜与陈旧性,通常也不需要在关节置换术前放置滤网。具体决策需要与血管外科商讨后决定,有时还需要麻醉科的参与,原则上需要基于团队的总体能力与处理经验,作出最有利于降低患者手术风险,提高手术安全性的决策。

第四讲

准确判断

似是而非的关节病

关节出问题了,可能是哪些原因

▶ 63. 常见的髋关节疾病有哪些

髋关节疾病种类繁多,可以根据其不同的起因大致分成以下几大类。

(1)外伤引起的各种骨折、脱位以及骨折合并脱位。如髋臼骨折、股骨头骨折、骨折合并脱位,常见于年轻人群,由车祸、高处坠落伤等高能量暴力所致。股骨颈与股骨转子间骨折,常见于老年人群因跌倒等低能量外伤所致,其内在原因是骨质疏松与平衡协调能力下降,是目前老龄化社会的常见骨折类型。

(2)先天性或发育性异常。高脱位的髋关节发育不良可能是先天性的,也可能是发育性,低脱位与未脱位的髋关节发育不良则既与遗传有一定关系,也与后天的发育相关。

(3)幼年期疾病的后遗症。股骨头骨骺缺血性坏死、股骨头骺滑脱、滑膜炎、股骨头坏死、严重外伤、感染等情况都可能会在幼年期产生髋关节的破坏与变形,在幼年期经过适当治疗后症状缓解,或多或少地后遗一定的功能障碍,到成年期的一定年龄时再次加剧。

(4)风湿免疫病,如类风湿关节炎、狼疮性关节炎、牛皮癣性关节炎、强直性脊柱炎累及髋关节等。

(5)感染性疾病,如化脓性关节炎、结核性关节炎等。

（6）退变性疾病。最常见的是髋关节的骨性关节炎，主要与长期使用后的老化退变有关，髋臼撞击综合征也可以被认为是骨性关节炎的起始阶段，创伤性关节炎是由创伤加速磨损的结果。

（7）股骨头坏死。包括激素性、创伤性、酒精性股骨头坏死，以及不明原因的特发性股骨头坏死。

（8）肿瘤性疾病。包括发生在髋关节内外的各种良恶性肿瘤。

（9）其他类型的髋关节疾病还包括绒毛结节性滑膜炎、血友病性髋关节炎、神经性关节炎等相对少见的种类。髋关节的神经性关节炎可能与腰部的手术史、糖尿病、梅毒等有一定的相关性。

肿瘤性疾病的处理有其自身的特点。其他各种类型的髋关节疾病最终的转归往往是髋关节功能的下降或者严重障碍，终末期常常需要进行人工髋关节置换手术，以重建其正常功能。

▶ 64. 常见的膝关节疾病有哪些

膝关节疾病同样复杂多样，在起因上与髋关节疾病既有雷同之处，也有自身的特点，可以包括以下这几类。

（1）外伤性疾病。包括各种关节内外的骨折、软组织损伤，以及髌骨脱位与膝关节脱位。膝关节周围的骨折可以有股骨远端、胫骨平台以及髌骨的各种形式多样的情况。软组织的损伤则包括前后交叉韧带与内侧副韧带的各种损伤，从轻微扭伤到完全断裂、从单一韧带到多个韧带复合损伤，都有可能。外侧副韧带的损伤相对少见；半月板的外伤性损伤常见于年轻人的暴力性外伤，与中老年人的退变性磨损是完全不同的疾病谱，处理方式亦完全不同。髌骨脱位往往与发育欠佳有关系，同样可以分为很多不同的分型。膝关节脱位是一种极其严重的损伤，因为通常伴有一个或者多个韧带的断裂性损伤，血管与神经亦处于危险之中，有时需要截肢，保肢的结果也往往会遗留严重的功能残疾。膝关节的外伤性疾病除骨折由创伤骨科亚专业处理外，其他的种类通常由运动医学亚专业医生通过关节镜辅助技术处理。

（2）退变性疾病。主要为骨性关节炎，是中老年人群最常见且高发的关节疾病,早期症状较轻时,可以采用非药物与药物相结合的保守治疗方法,后期症状严重时,可以视不同情况采用关节周围截骨、单髁置换或者全膝关节置换手术。

（3）类风湿膝关节炎。这是膝关节最常见的自身免疫性关节病,其他的自身免疫病累及膝关节者较为少见。治疗上强调合理的长期内科治疗以保存关节功能,晚期者多需要行全膝关节置换术。

（4）创伤性膝关节炎。与既往的膝关节内外创伤有关,晚期疼痛与功能障碍严重时亦需要进行全膝关节置换手术。股骨干与胫骨干部位的骨折如果畸形愈合,会导致下肢力线的异常,膝关节的运动方式受累,长期亦会导致膝关节的疼痛与功能障碍,需要根据具体情况进行处理,可以选择的手术方式包括纠正力线的截骨与膝关节置换手术,或者联合手术,两种手术可以分期或者一期进行。

（5）感染性疾病。无论是化脓性膝关节炎还是结核性膝关节炎,都会后遗严重的关节功能障碍,活动度大幅受限甚至僵硬或者强直,其后期置换重建手术难度高、风险大。

（6）神经性关节炎。常与糖尿病、梅毒等有关,特点是膝关节失去痛觉神经保护,因而会产生毁损性的破坏,患者并无疼痛感,但膝关节功能障碍严重,需要以铰链假体或者髁限制性假体进行置换重建。

（7）其他的膝关节炎如绒毛结节性滑膜炎、血友病性膝关节炎等,处理上亦有其自身的特点与困难。

（8）膝关节周围肿瘤性疾病,需要根据肿瘤本身的情况进行相应处理。

▶ 65. 如何正确认识骨质增生、骨刺、滑膜炎

骨质增生是中老年人检查报告中常见的字眼,属于身体正常的退变现象,其正式的学术名称为"骨赘",即多余的骨组织,往往发生在退变关节的边缘部位,其形态呈现为或大或小的沿关节边缘平行分布的团块状或者条状,而绝不是尖刺状。不仅是髋关节、膝关节等大关节的周缘会因退变而出现骨赘,在脊椎的众多小关节周缘也会出现。骨质增生的形成机制尚不十分清楚,但X线

片表现可以作为判断骨性关节炎严重程度的标志之一。骨质增生与骨关节炎的临床症状之间的关系亦不是简单对应，较大的骨赘可以对周围组织，特别是关节囊和韧带组织造成的挤压，增加其张力、影响关节功能，但其与疼痛发作之间的关系则并不清楚。

骨刺并不是学术名词，而只是一个流传甚广的民间谬称，这个谬称严重影响了民众对于骨性关节炎的认知，误导与加重了患者惧怕疼痛的心理，需要反复向患者澄清。如上所述，骨赘的形状一般是团块状或者条状，沿关节边缘平行分布，而不是针刺样刺入周围的软组织中。"骨刺"这个谬称之所以会广被传播，是因为有些骨赘在 X 线片上看起来确实是有点像点状的突出，但是 X 线片是平面图像，当关节边缘的团块状增生的骨赘投射到平面的 X 线图像上时，其前后的部分都被遮挡住，只能显示最边缘的部分，看起来就会像是一个点状的突出。脊椎小关节周缘的骨赘在 X 线片上则表现为小关节的膨大与模糊。

在临床实践中，多数医生的门诊时间极为紧张，难以充分宣教，"骨刺"两字简单且流传甚广，符合患者的心理预期，因而在长时间里成了"劣币驱逐良币"的一个典型例子。

骨质增生不会因为吃药而消失，目前各类所谓的抗骨质增生的中成药物大体都是活血化瘀的组方，可能有一定对症治疗的作用，有助于缓解关节炎的疼痛，但不可能消除增生的骨赘。正确的治疗方向仍然应该是骨性关节炎的规范治疗，脊椎小关节的退变，则需由脊柱外科医生根据患者的症状与影像学资料来作出确切的诊断，再确定治疗方案。

滑膜炎并不是单纯的一种疾病，而是各种因素导致的滑膜肿胀、分泌增多的临床表现，是许多不同关节疾病共有的一种基础病理变化，因此，它也并不是一个特定的明确的疾病名称。事实上，"滑膜炎"往往成为临床诊断不明时的一个方便的借口，此时的疾病变化尚不清晰，常常处于很早期的阶段，或者只是一过性的临时症状。多数病例通过简单的休息、保暖，以及适量的消炎镇痛药物处理就可以缓解症状。如果上述措施效果欠佳，就需要再进行进一步的思考与检查，寻找可能的诊断方向以及相应的治疗措施。

诊断髋膝关节病，你需要知道的"套路"

▪
▪
▪
▪

▶ **66. 怎样才算骨性关节炎**

骨性关节炎是一种发生在关节部位的增龄性退变性疾病，会明显影响患者生活质量，随着全球人口老龄化的加剧，目前已经成为第四大致残性疾病，给患者、家庭和社会造成了巨大的心理、医疗和经济的负担。

虽然骨性关节炎是一种久被人类认识的古老疾病，但到目前为止，我们仍然对之所知不多，以至于诊断标准尚难以非常明确，只能根据患者的病史、症状、体征、X线表现及实验室检查来进行综合判断，下面所列的"诊断标准"采用的是中华医学会骨科学分会关节外科学组发布的《骨关节炎诊疗指南（2018版）》中推荐的方案。

髋关节骨关节炎的诊断标准：① 近1个月内反复的髋关节疼痛；② 红细胞沉降率≤20 毫米/小时；③ X线片示骨赘形成，髋臼边缘增生；④ X线片示髋关节间隙变窄。满足诊断标准①＋②＋③或①＋③＋④条，可诊断髋关节骨性关节炎。

膝关节骨关节炎的诊断标准：① 近1个月内反复的膝关节疼痛；② X线片（站立位或负重位）示关节间隙变窄，软骨下骨硬化和（或）囊性变、关节边缘骨赘形成；③ 年龄≥50 岁；④ 晨僵时间≤30 分钟；⑤ 活动时有骨摩擦音（感）。满足诊断标准①＋②条或①＋④＋⑤条或①＋③＋④＋⑤条，可诊断膝关节骨关节炎。

指间关节骨关节炎的诊断标准：① 指间关节疼痛、发酸、发僵；② 10 个指间关节中有骨性膨大的关节≥2 个；③ 远端指间关节骨性膨大≥2 个；④ 掌指关节肿胀＜3 个；⑤ 10 个指间关节肿有畸形的关节≥1 个。满足诊断标准①＋②、③、④、⑤条中的任意 3 条，可诊断指间关节骨关节炎；10 个指间关节为双侧示、中指远端及近端指间关节、双侧拇指腕掌关节。

▶ 67. X 线片分级越高，临床症状越重吗

目前临床通用的 X 线片分级方法是由 Kellgren 和 Lawrence 两人于 1956 年发表的，一直沿用至今，尚无更好的方法可以取而代之，CT 与磁共振检查都没有诊断价值。

● **Kellgren & Lawrence 分级**

X 线片的 Kellgren & Lawrence 分级	临 床 症 状
0 级：X 线片上完全正常，没有关节间隙的狭窄，没有反应性的骨变化	前期：偶发关节疼痛，可正常进行日常活动，无关节肿胀，无明显畸形（或原有畸形）
Ⅰ级：X 线片上有可疑的关节间隙狭窄现象，有可能出现骨赘，但较轻微	
Ⅱ级：X 线片上明确出现小的骨赘及可能的关节间隙狭窄	早期：经常出现关节疼痛，日常活动基本不影响，少数患者平路行走偶有影响，常于起立、下蹲或者上下楼梯时疼痛，活动轻微受限，偶发肿胀，无明显畸形（或原有畸形）
Ⅲ级：X 线片上是具有大量中等程度的骨赘，明确的关节间隙狭窄，有些软骨下骨硬化，并可能出现关节骨性畸形	进展期：经常出现关节严重疼痛，日常活动因为疼痛而受限，复发性关节肿胀，膝关节可能出现轻度内翻或者外翻畸形
Ⅳ级：X 线片上出现大量大的骨赘，严重的关节间隙狭窄，明显的软骨下骨硬化，并出现明显的关节骨性畸形	晚期：关节疼痛非常严重，日常活动严重受限，可能经常出现关节肿胀，膝关节可能出现严重的内翻、外翻畸形或屈曲挛缩畸形

值得注意的是，临床症状和关节炎的影像学表现并不完全相符，比如 X 线片显示不严重的患者，会出现急性发作，症状也比较重，可能和关节内炎症反应较重有关；也有的患者 X 线片上骨关节炎很重，但仅有轻微不适，这可能和

患者骨质增生后关节稳定性反而增加、关节内炎症反应不重有关。但总体规律仍遵从上述表格。其原因在于,X线片上的表现是一个线性进展的发展过程,也就是说,随着年龄的增长,X线片上的表现只会逐渐进展加重,无论症状与治疗如何,都不会好转,但进展速度就因人而异了。而临床症状会有起伏波动,有发作、有缓解,每一个周期的持续时间与严重程度都会有所不同,但总体上会在一个很长的年数中逐渐加重。

▶ 68. 骨性关节炎怎么分型

骨关节炎(osteoarthritis,OA)是临床较为常见的引起关节疼痛及运动功能障碍的疾病,其确切的发病机制目前尚不明确。目前已知其发病与性别、年龄、体质量指数、职业、炎症、创伤及遗传等因素有关,其中年龄增长、女性和肥胖是最突出的危险因素。OA患者的临床表现、体征、影像学表现往往也各不相同,呈现非常复杂的多样化,导致其临床分型非常困难。近年来,有些国际与国内的机构提出了几种不同的临床分型方法,但迄今为止仍没有得到广泛公认的"临床分型标准"。

最早的OA临床分型尝试应该是国际骨关节炎研究学会(OARSI)于2014年3月份发布的《膝OA非手术治疗指南》,将膝关节OA患者分为4类:不伴内科合并疾病的单纯膝OA、伴内科合并疾病的单纯膝OA、不伴内科合并疾病的多关节OA、伴内科合并疾病的多关节OA。这一分类方法的主要亮点在于有无内科合并疾病,因为这涉及用药安全性方面的考量,至于仅累及膝关节还是累及多个关节,只是一种临床现象,其意义与价值尚不明确。

OARSI于2019年11月份又发布了新一版的《膝、髋与多关节OA非手术治疗指南》,从受累关节数量与部位、内科合并疾病情况两个维度对OA进行了分类。按照受累关节情况可以分成三类:膝关节OA、髋关节OA、多关节OA;按照内科合并疾病情况可以分成五类:无合并症、有消化道合并症、有心血管合并症、衰弱症、广泛性疼痛/抑郁。这种分类思路不仅强调了不同部位受累时的不同特点,细分了内科合并疾病的不同情况,突出了相关用药在消化道与心血管方面安全性问题,而且首次提出了衰弱症与广泛性疼痛/抑郁这两种亚型,把局部的关节问题与患者的整体情况与心理健康联系在一起,把患者作为一个完整的"人"来看待。但这个临床分型的问题在于,如果把两个维度统一在一起,就可以得到 15 种不同的 OA 亚型,过于复杂,不容易推广。

中华医学会骨科分会关节外科学组与吴阶平医学基金会骨科学专家委员会于 2019 年 2 月份发布了《膝骨关节炎阶梯治疗专家共识(2018 版)》,将膝骨关节炎分为初期、早期、中期与晚期,是一种相对简单的膝 OA 分型方法,当然,缺点是没有考虑其他关节与全身疾病情况。

可见,OA 的临床分型是一件极其复杂的工作,目前尚无公认的解决方案,问题的解决还需要假以时日,需要大量的基础与临床研究。大数据时代的到来,应该有助于产生更好的分型方案。在实际的临床工作中,关节外科医生需要综合患者的病史病程、疼痛程度、关节功能及畸形情况,再加上以 X 线为主的影像学检查,判断 OA 本身的分型或分期情况,结合内科合并疾病情况以及患者整体的体质与社会心理健康状态,才能为患者推荐适合的治疗方案。

膝骨关节炎的手术治疗

邵云潮

复旦大学附属中山医院骨科

扫码观看视频

▶ 69. 如何发现发育性髋关节发育不良

髋关节是一个"球窝关节",由髋臼和股骨头构成,外面为关节囊包裹。髋关节的屈伸、旋转等活动都是由股骨头在髋臼内的各方向转动而完成。正常发育的髋关节,髋臼窝完全包裹股骨头的接触面,(图 A)。

发育性髋关节发育不良(developmental dysplasia of the hip,DDH),髋关节的髋臼窝与股骨头颈部都会存在相应的问题。如果这个"窝"不能完全包裹住股骨头的接触部位(图 B),时间长久后就会导致过度的股骨头软骨面的磨损,产生诸如疼痛等症状;严重的髋关节发育不良表现为股骨头脱位(图 C),甚至高位脱位(图 D)。DDH 多发于女性,可以单侧或者双侧发病,不同类型的 DDH 形态是在幼年期的发育过程中慢慢形成的,此后股骨头与髋臼之间的相对关系就不太会再改变了。

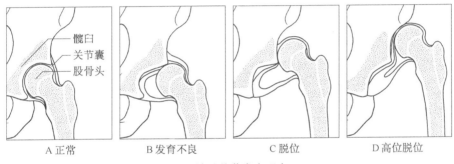

A 正常　　　B 发育不良　　　C 脱位　　　D 高位脱位

发育性髋关节发育不良

由于髋臼与股骨头之间的对合关系存在问题,负重区的面积变小,压强变大,导致其抗磨损性能发生改变。年轻时,新陈代谢旺盛,磨损的软骨能够快速长出弥补;30 岁以后,代谢与修复能力逐渐下降,软骨的性能慢慢发生改变,逐渐磨损变薄,继发相应的炎症反应与临床症状,当软骨磨光时,就必然伴有明显的疼痛感。

双侧 DDH 的患者,通常在 20～40 岁之间出现明显的症状和体征,也有部分患者可终身没有症状而不被察觉。单侧 DDH 的患者往往自小即有跛行,而疼痛可能要到壮年或中年以后才会出现,因为两侧不平衡,多数患者还会伴有腰部的问题。DDH 的诊断主要通过病史,体征和影像学检查完成。

DDH 的早期临床表现为患侧髋关节的疲劳感、酸胀和隐痛,局部有压痛和叩击痛,也可发生于腹股沟区、大腿前方,同时伴有活动度异常。中晚期时临床症状进一步加重,出现明显的行走疼痛,并继发跛行,更进一步时会出现静息痛和夜间痛,严重的夜间痛会影响入睡或者夜间痛醒。

DDH 的放射学诊断依赖于 X 线检查,对于伴有向上移位的发育不良类型而言,肉眼读片即可明确诊断;而对于未脱位的类型,就需要结合各种参数的测量才能诊断,包括 ACM 角、髋臼角、CE 角和髋臼指数等。

▶ 70. 发育性髋关节发育不良如何分型

发育性髋关节发育不良的分型有很多,临床最常用的是 Crowe 分型,该分型由 Crowe 和 Ranawat 等人于 1979 年提出。分型方法是基于骨盆正位片中股骨头移位的程度,将髋关节发育不良的严重程度分为Ⅰ～Ⅳ四型。

Ⅰ型:股骨头移位占股骨头高度不到 50% 或骨盆高度不到 10%;

Ⅱ型:股骨头移位占股骨头高度 50%～75%,或骨盆高度的 10%～15%;

Ⅲ型:股骨头移位占股骨头高度的 75%～100%,或骨盆高度的 15%～20%;

Ⅳ型:股骨头移位超过股骨头高度的 100%,或骨盆高度的 20%。

具体测量方法:骨盆正位 X 线片中正常髋关节(图 A)股骨头颈交界下缘与两泪滴点下缘连线的垂直距离几乎为 0,计算此垂直距离与骨盆高度(髂棘最高点至坐骨结节下缘高度)的比值即可评估髋关节脱位程度(图 B)。成人股骨头高度与骨盆高度比为 1:5,故可通过测量股骨头高度计算出该比值。

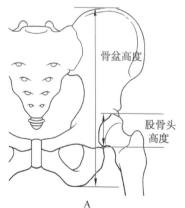
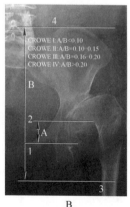

Crowe 分型

在临床工作中，由于 Crowe 分型方法简单实用，具有较高的量化成分，可对不同病程、手术术式的效果进行比较，已被大多数临床医师和学者使用。其他的分型方法还有：Hartofilakidis 分型、Eftekhar 分型与 Kerboul 分型。

▶ 71. 如何诊断股骨头坏死

股骨头坏死（femoral head necrosis，FHN）的诊断需要根据病史、症状、体征以及辅助检查结果来综合判断。

首先是病史，如果在年轻人群中出现髋关节区域的疼痛时，就需要进一步询问有无外伤史，如股骨颈骨折、股骨头骨折等，以及是否有使用糖皮质激素和长期酗酒的历史。

其次是症状和体征，症状一般为髋关节疼痛，常局限于腹股沟区域，与中老年人骨性关节炎的疼痛不同，股骨头坏死的疼痛一般发病比较快速，程度也比较严重，休息后难以缓解或缓解很慢。查体可发现腹股沟中点处有压痛，髋关节的活动范围有一定程度的受限，一些特殊检查如"4 字试验"出现阳性。

辅助检查主要指 X 线和磁共振（MRI）检查，X 线检查比较方便但不够灵敏，难以发现早期股骨头坏死。中晚期的 X 线片上可以看到股骨头内密度不均匀，硬化骨和囊性变同时存在，之后逐渐进展为股骨头下新月征特征表现；股骨头坏死晚期患者，可见股骨头塌陷，髋关节间隙狭窄、髋臼累及等典型表现。如果 X 线片已经能够明确诊断，那么 MRI 检查的必要性就没有那么大了。

MRI 是目前诊断早期 FHN 的金标准。当 X 线片显示阴性，但存在可疑危险因素与症状时，就有必要做 MRI 检查了。如果在 MRI 上看到股骨头内的特征性水肿信号，就可以作为 FHN 的诊断依据之一。与 X 线检查结果一起，被作为股骨头坏死分期的参考标准。

▶ 72. 如何评估股骨头坏死的严重程度

常用的股骨头坏死分期系统有 Ficat 分期、国际分期（ARCO）和 Steinberg

分期等。Ficat 分期提出时间最早,共分为 4 期,是基于 X 线检查结果的分期。Steinberg 分期在 Ficat 分期基础上增加了 MRI 检查结果,共分为 6 期。而 ARCO 分期则又在这个基础上增加了骨活检的内容。

我们以国际骨循环研究会制定的 ARCO 分期为例,具体说明各期的意义。

(1) 0 期股骨头坏死属于股骨头坏死的超早期,此时所有的影像学检查包括 X 线、磁共振和骨扫描均不能发现明显异常,只有骨活检能够明确,因此临床很难发现。

(2) I 期股骨头坏死就是我们通常所说的股骨头坏死早期,X 线片还不能发现异常表现,但采用 MRI 或骨扫描等检查可以发现。依据 MRI 上股骨头坏死的范围,可进一步定量。

(3) II 期股骨头坏死在 X 线片上已可以发现异常表现,股骨头密度不均匀和有囊性变,但股骨头尚未塌陷,仍保持球形。根据受累范围定量情况和 I 期相似。

(4) III 期股骨头坏死的主要表现是股骨头塌陷,根据塌陷的范围可进行定量分型。

(5) IV 期股骨头坏死就是我们常说的股骨头坏死终末期,此期 X 线片显示为股骨头变形严重、出现骨关节炎的表现如关节间隙狭窄、髋臼骨硬化以及有骨刺形成等。

医生可以根据股骨头坏死的分期,判断患者股骨头坏死的病情程度,便于制订相应的治疗方案。

▶ 73. 如何诊断强直性脊柱炎累及髋关节

强直性脊柱炎(ankylosing spondylitis,AS)是以慢性进行性骶髂关节和脊柱附着点炎症为主要症状的疾病,但髋、肩和膝等周围关节也可受累。大多数的患者组织相容性抗原 HLA-B27 阳性,我国 AS 患者中该抗原阳性率高达 90%,但该指标并无诊断特异性,阴性者也可以被确诊为 AS,而健康人群中也有阳性者。AS 发病具有家族聚集倾向,多见于年轻男性,约为女性的 7 倍。

某些微生物(如克雷伯杆菌)与易感者自身组织具有共同抗原,可引发异常免疫应答。

绝大多数 AS 首先侵犯骶髂关节,为其诊断和疗效评估的病理性标志,也是其早期临床表现之一。随病程进展,逐渐自腰椎、胸椎上行发展至颈椎,使脊椎关节逐渐融合强直,因此得名为"强直性脊柱炎"。大部分 AS 患者早期表现为腰痛,伴有僵硬感,清晨起床时更加明显,这也是很多 AS 患者首次就诊的原因。AS 的腰背痛与普通人群常见的腰背痛有极大的不同,需要注意鉴别,以利于 AS 的早期诊断。普通的腰背痛以机械性原因为主,AS 腰背痛的本质是炎症,因此又称为"炎性背痛"。2009 年国际 AS 评估工作组(ASAS)推荐的"炎性背痛"诊断标准为满足以下 5 项中的 4 项:① 发病年龄＜40 岁;② 隐匿起病;③ 活动后症状好转;④ 休息时加重;⑤ 夜间痛(起床后好转)。对炎性背痛和骶髂关节炎的警惕是 AS 早期诊断的关键,而早期诊断意味着早期治疗,也意味着更多中轴与周围关节功能的保护与存留。

如果得不到及时有效的诊断与治疗,炎性背痛会逐渐加重,部分患者可有臀部钝痛或者骶髂部的剧痛;随着病情发展,多数患者呈现为由腰椎逐渐向胸椎、颈椎上行性进展的模式,各脊柱段逐渐出现疼痛、活动受限和畸形;晚期整个脊柱变成完全僵硬强直的畸形,多数伴有向前屈曲,胸廓固定,肺活量严重受限,无法胸式呼吸,只能腹式呼吸。不同患者最终脊柱固定的位置千奇百怪,会造成严重的功能障碍。

AS 累及相应的关节时,也会出现关节的疼痛、活动受限,其中,以髋关节受累最为常见。髋关节病变在早期的症状并不明显,多数人在胯部出现疼痛或酸胀时,也不太重视,当出现明显的髋关节疼痛甚至活动受限时,髋关节软骨已经出现毁损,关节间隙已渐狭小。AS 患者出现下蹲困难或者下蹲时候疼痛,很大可能是有髋关节受累,需要及时拍摄 X 线片以明确诊断。AS 患者也常常表现出关节外的特征,如肌腱附着点的炎症,包括足底筋膜炎、跟腱炎等,其他的病变还包括眼部的虹膜炎、肺间质纤维化、心脏传导缺陷、主动脉瓣膜关闭不全、淀粉样变等,并可有低热、厌食、疲劳、体重减轻等症状。

AS 的诊断标准目前仍然普遍遵循 1984 年修订的纽约标准:① 下腰背痛持续至少 3 个月,疼痛随活动改善,但休息后不减轻;② 腰椎在前后和侧屈方向活动受限;③ 胸廓扩展范围小于同年龄和性别的正常值;④ 双侧骶髂关节炎Ⅱ~Ⅳ级,或单侧骶髂关节炎Ⅲ~Ⅳ级。如果患者具有④并分别附加①~③条中的任何1条可确诊为AS。

由于大多数AS患者的早期症状具有隐匿性特点,尤其是在早期症状较轻时更是如此,因此上述诊断标准并不利于早期确诊。早期确诊的关键在于临床医生对于中轴型脊椎关节病(SpA)的认识。2009年ASAS推荐的中轴型SpA的分类标准:起病年龄<45岁和腰背痛≥3个月的患者,加上符合下述中1种标准:① 影像学提示骶髂关节炎加上≥1个下述的SpA特征;② HLA-B27阳性加上≥2个下述的其他SpA特征。其中影像学提示骶髂关节炎指的是:MRI提示骶髂关节活动性(急性)炎症,高度提示与SpA相关的骶髂关节炎或明确的骶髂关节炎影像学改变(根据1984年修订的纽约标准)。

SpA特征包括:① 炎性背痛;② 关节炎;③ 起止点炎(跟腱);④ 眼葡萄膜炎;⑤ 指(趾)炎;⑥ 银屑病;⑦ 克罗恩病/溃疡性结肠炎;⑧ 对非甾体抗炎药(NSAIDs)反应良好;⑨ SpA家族史;⑩ HLA-B27阳性;⑪ CRP升高。

▶ 74. 如何诊断类风湿关节炎

类风湿关节炎(rheumatoid arthritis, RA)是一种病因未明的慢性、以炎性滑膜炎为主的系统性疾病。其特征是手、足小关节的多关节、对称性、侵袭性关节炎症,经常伴有关节外器官受累及血清类风湿因子阳性,可以导致明显的/严重的关节畸形及功能丧失。

美国风湿病学会1987年修订的RA分类标准如下:① 晨僵至少1小时(≥6周);② 3个或3个以上的关节受累(≥6周);③ 手关节(腕、掌指或近端指间关节)受累(≥6周);④ 对称性关节炎(≥6周);⑤ 有类风湿皮下结节;⑥ X线片改变;⑦ 血清类风湿因子阳性。≥4条并排除其他关节炎可以确诊RA。

2010年美国风湿病学会/欧洲抗风湿病联盟关于RA新的分类标准总得分6分以上可确诊RA。

关节受累	得分 （0～5 分）	血清学 （至少需要 1 条）	得分 （0～3 分）
1 个大关节	0	RF 和 ACPA 均阴性	0
2～10 个大关节	1	RF 和/或 ACPA 低滴度阳性	2
1～3 个小关节（伴或不 伴大关节受累）	2	RF 和/或 ACPA 高滴度（超过 正常值 3 倍以上）阳性	3
4～10 个小关节（伴或 不伴大关节受累）	3		
>10 个关节（至少一个 小关节受累）	5		

急性时相反应物 （至少需要 1 条）	得分 （0～1 分）	症状持续时间	得分 （0～1 分）
CRP 和 ESR 均正常	0	<6 周	0
CRP 或 ESR 增高	1	≥6 周	1

▶ 75. 如何诊断血清阴性关节炎

血清阴性关节炎是指血清类风湿因子（rheumatoid factor，RF）与抗环瓜氨酸肽抗体（anti-cyclic citrullinated protein antibody，ACPA）阴性，但脊椎多关节受累的一组自身免疫性疾病，又称为血清阴性脊柱关节病（seronegative spondyloarthropathies）或脊柱关节病（spondyloarthropathies，SpAs）的一种。它由具有一些共同特征的几类疾病组成，包括：强直性脊柱炎、Reiter 综合征、银屑病关节炎、肠病性关节炎等。血清阴性是相对于类风湿关节炎中类风湿因子（RF）阳性来说的，即：在这些疾病中，RF 或者ACPA 都是阴性。其他的共同特征还包括：① 伴或不伴骶髂关节炎的脊柱关节炎；② 非特征性的外周关节炎；③ 病理特征不在滑膜（类风湿关节炎主要病变位置在滑膜），而在肌腱端周围和韧带在骨的附着点；④ 有一定的家族聚集倾向；⑤ 和 HLA - B27 有不同程度的关联，即在这几个疾病中 HLA -

B27 都有一定的阳性率。

　　具有以上特点的关节炎可以考虑血清阴性关节炎，当然要判断具体属于哪种血清阴性关节炎，就需要根据它们的"特性"，如除关节痛和活动障碍之外合并的其他症状、特征性的影像学表现（特别是 X 线片）等，如下图所示的强直性脊柱炎患者典型的脊柱 X 线表现"竹节样改变"。

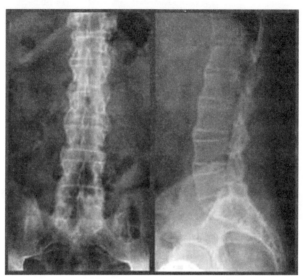

"竹节样"改变

第五讲

保守治疗

不开刀，可以这么治

髋膝关节疾病的保守治疗

▶ **76. 股骨头坏死药物治疗有效吗**

由于对股骨头坏死（femoral head necrosis，FHN）的确切病因和机制尚有许多的疑问，迄今为止还没有找到一种确实可以治愈股骨头坏死的药物。但学术界从未松懈寻找的努力，目前表现出一定治疗效应的，可以用于治疗股骨头坏死的药物包括：双膦酸盐类、抗凝药物、降血脂药物、血管扩张药物以及

如何治疗股骨头坏死

郭常安

复旦大学附属中山医院骨科

扫码观看视频

活血化瘀的中药等,接下来详细介绍一下各种药物。

双膦酸盐类药是一种抗骨质疏松药物,使用双膦酸盐治疗股骨头坏死的理由是希望通过抑制破骨细胞,减少股骨头骨质的破坏,延迟股骨头塌陷的发生时间。

有些患者是股骨头内形成静脉血栓,影响了股骨头的血液循环。对这个原因导致股骨头坏死的患者,使用抗凝药物如低分子肝素来进行治疗,可能会延缓或阻止病情的进展。

脂质代谢紊乱是股骨头坏死的诱因之一,目前的研究认为高脂血症,尤其是高甘油三酯和高胆固醇水平,会引起股骨头内的脂肪栓塞和微血栓形成,从而造成股骨头缺血坏死。降血脂药物主要是他汀类药物,试图通过降低血脂含量来减缓股骨头坏死的发展。

血管扩张药物主要指前列腺素类药,可以改善股骨头的血液供应,消除骨髓水肿。

近来提倡的中西医结合治疗股骨头坏死,其中的中药主要通过活血化瘀来促进股骨头的血液循环,对部分股骨头坏死有一定的作用。

▶ 77. 髋关节骨性关节炎有哪些非药物治疗方法

髋关节骨性关节炎,就是发生在髋关节的骨性关节炎,简称髋关节炎,是骨科最常见的老年性疾病之一,也是影响生活质量的重要原因。髋关节炎是一种增龄性退行性的疾病,随着年岁的增加,关节老化与磨损的程度会逐渐加重,疼痛与功能障碍的程度也会慢慢严重。从本质上讲,髋关节骨性关节炎一旦起病,就不能治愈了,早期保守治疗目标是改善症状,控制与延缓疾病进展的速度,保守治疗效果欠佳与晚期的患者则可以通过人工髋关节置换的方法重建关节功能。早期保守治疗又分为药物治疗与非药物治疗两种途径,其中,非药物治疗是贯穿始终的基本措施,只要还没有手术置换,就应该要注意下面的这些自我管理、保护与康复训练的措施。

(1)控制体重:对于下肢关节的保护至关重要,也是骨关节炎自我管理的重要一环,应该把体重控制在正常上限以内。男性的标准体重=[身高(厘米)－105]±5(千克);女性的标准体重＝[身高(厘米)－110]±5(千克)。例如,身高175厘米的男性,其标准体重应该控制在75千克以下,身高160厘米的女性,其标准体重应该控制在55千克以下。随着国人生活水平的提高,肥胖已越来越成为一个重大的健康问题。对下肢骨关节炎患者而言,体重下降5％会对关节有明显的益处,但由于部分人群运动能力受限,因此饮食控制也是一项正确的减肥途径。

(2)保暖:虽然髋关节周围有大量的肌肉与脂肪保护,但受凉仍然是骨性关节炎常见的诱发与加重因素。冬天的保暖一般不会有问题,但夏天的空调、电扇往往会造成髋关节炎的发作与加重,要注意避冷避风,避免冷风直吹关节与肌肉部位。

(3)合理运动,避免外伤:活动与运动是关节的天生使命,合理合度的运动对髋关节是有益的,不活动不利于关节组织的正常新陈代谢,但过度的劳作与运动则会增加损伤。这个"度"的把握可以由你的关节来告诉你,合理运动可以让关节感觉"舒爽",过度劳损则会有各种不适症状。需要避免髋关节高负荷的日常动作,尽量避免下蹲、爬楼、爬山等使下肢关节承受高负荷的活动。髋关节炎患者仍然可以进行自己喜爱与擅长的运动,但各类运动都包括很多规律与技术,掌握这些技术不仅可以使运动更加高效,而且可以降低损伤与外伤的机会。

(4)肌肉力量与平衡能力训练:关节周围肌力的增加是重要的关节保护因素,在肌力训练的同时,增加平衡能力的训练,可以减少老年人摔倒的风险。

▶ 78. 髋关节骨性关节炎有哪些治疗药物

治疗髋关节骨性关节炎的药物主要用于缓解髋关节炎疼痛症状,减轻或消除滑膜炎症反应,对轻中度骨关节炎效果较好,主要药物是止痛药。在临床上常有医生也会使用氨基葡萄糖,但目前没有明确的循证医学依据证明其是否有效。常用止痛药物有:① 对乙酰氨基酚,对有轻度至中度疼痛的骨关节炎患者有效。服用时注意不要超过3克/天。超过推荐剂量,对乙酰氨基酚可能导致肝损伤,特别对于酗酒和嗜酒者,容易药物蓄积导致肝脏衰竭。② 非甾体类抗炎药(NSAID),主要作用是抑制环氧化酶(cyclooxygenase,COX)发挥镇痛作用,包括非选择性和选择性 COX-2 抑制剂。非选择性 COX-2 抑制剂药物,如布洛芬、双氯芬酸钠、洛索洛芬钠等,这类药物对胃肠道有一定刺激,有的患者服用时若出现胃部不适,需停药就医,但此类药物引起心血管风险较低。选择性 COX-2 抑制剂药物,如塞来昔布、依托考昔、艾瑞昔布等,因主要抑制了 COX-2 而较少抑制 COX-1 从而减少了胃肠道不良反应,传统观点认为其心血管事件发生率较大。我国 2018 版的骨关节炎诊疗指南认为,如果患者的心血管疾病危险性较高时,应慎用所有的 NSAIDs 药物。外用非甾体抗炎药具有较少的不良反应,并且也可以缓解疼痛。对 NSAIDs 类药物治疗无效或不耐受者,可使用弱阿片类药物(如曲马多等)、强阿片类药物(羟考酮、丁丙诺菲透皮贴、吗啡等)或阿片类复方制剂(泰勒宁等),但要注意阿片类药物的不良反应和成瘾性发生率相对较高。髋关节炎重度与严重疼痛,如果需要长期服用消炎镇药或者止痛药时,应该要考虑全髋关节置换手术。

▶ 79. 膝关节骨性关节炎有哪些非药物治疗方法

膝关节骨性关节炎的非药物治疗包括:优化运动和生活方式、锻炼关节周围肌肉、中医和物理治疗。

(1)优化运动和生活方式:① 避免伤害膝盖的各种不利因素,建立合理的日常活动方式,如保护受累的膝关节,避免长途疲劳奔走、爬山、上下楼梯以及各种不良体位姿势(长久站立、跪位和蹲位等)。② 肥胖者应减轻体重:超重会增加关节负担,应保持标准体重指数。③ 保护关节,可戴保护关节的弹性套,如护膝、护踝等;避免穿高跟鞋,要穿偏软、有弹性的"运动鞋",用适合的鞋垫,对膝关节内侧室关节炎可用楔形鞋垫辅助治疗。④ 发作期减轻受累关节的负荷,适度减少活动量,可使用手杖、助步器等协助活动。

(2)科学合理的关节肌肉锻炼:① 有氧运动,如步行、游泳、骑自行车、跳舞等有助于保持关节功能;② 适度进行太极拳、八段锦运动;③ 膝关节在非负重状态下做屈伸活动,以保持或增加关节活动度;④ 进行有关肌肉或肌群的锻炼以增强肌肉的力量和增加关节的稳定性,如下肢股四头肌等长伸缩锻炼等。可以根据个人的爱好选择合适的健身锻炼项目，根据患病关节的情况进行针对性的适度加强，把运动量、强度、频度等控制在合理范围内，以不引起关节不适为度。对中老年人而言，过度强化锻炼可能会适得其反。

（3）中医和物理治疗：急性期物理治疗的主要目的是止痛、消肿和改善关节功能；慢性期物理治疗的目的是以增强局部血液循环和改善关节功能为主。中医治疗可以减轻疼痛症状和缓解关节僵直，包括按摩、热疗、水疗、针灸、推拿等。应注意所用方法可能对膝关节产生的潜在损害，要防止对后期治疗可能增加的意外风险，例如热疗和艾灸导致皮肤烫伤、针灸导致关节腔内外感染等。

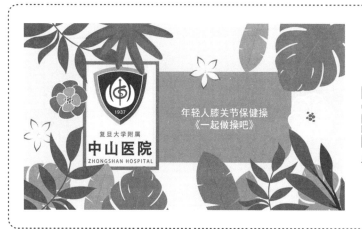

年轻人膝关节保健操
《一起做操吧》

扫码观看视频

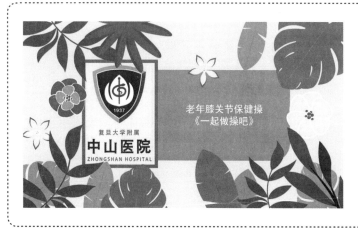

老年膝关节保健操
《一起做操吧》

扫码观看视频

▶ **80. 膝关节骨性关节炎有哪些治疗药物**

膝关节骨性关节炎的治疗药物主要包括非甾体类抗炎药物（NSAIDs类）、镇痛药物、关节腔注射药物、缓解骨关节炎症状的慢作用药物（SYSADOAs）、抗焦虑药物、中成药等。药物选用应根据患者膝关节骨性关节炎的严重程度，内外结合，个体化与阶梯化，镇痛与软骨保护相结合。此外，还需兼顾短期效果与长期效果，药物有效性与安全性，内科合并疾病、心理特质、家庭社会经济情况等。

（1）非甾体类抗炎药物（NSAIDs类）：包括对乙酰氨基酚、传统NSAIDs和选择性COX-2抑制剂等。① 对乙酰氨基酚是膝关节骨性关节炎目前使用最广泛的药物，止痛效果欠佳时可以换药。可用于无内科合并疾病者，当存在内科合并疾病时用药风险尚不确定，此外还存在胃肠道、多器官功能衰竭等风险，因此避免长期使用。2011年美国FDA对其最大治疗剂量从4克/天降低至3克/天，以减少急性肝损伤风险，但目前仍是治疗骨性关节炎的首选药物。② 传统NSAIDs主要应用于有疼痛症状的骨关节炎，建议最低有效剂量，短期使用，尽可能避免长期；只能用一个药，不应随意更换不同的NSAIDs药品，如需更换，需充分考虑药品安全性和与患者风险因素。对有胃肠道高风险患者（如有胃肠病者）可选择COX-2选择性抑制剂或传统NASIDs＋胃肠保护药。此外还要警惕有高血压、心脏病者的心血管风险。2014年国际骨关节炎研究协会还增加了肾脏风险警示。骨关节炎存在炎症反应，一个炎症发作周期约1～3个月，因此抗炎需要时间，在兼顾安全性前提下可以稍大剂量开始，慢慢降低至最低剂量进行稳固。

（2）镇痛药物：主要用于NSAIDs无效或不耐受者、终末期骨关节炎、超高龄老人不耐受手术者。它的不良反应相对较高，当机体有镇痛需求时，合理使用极少成瘾。

（3）关节腔注射药物：可有效缓解疼痛，改善关节功能，但必须严格无菌规范操作。主要包括：糖皮质激素，起效迅速，短期缓解疼痛显著，但反复多次使用对关节软骨不利，因此建议每年使用不超过2～3次，每次间隔时间不短于 3～6 个月。玻璃酸钠,可改善关节功能,缓解疼痛效果较慢,安全性较高,可减少止痛药物用量,在早中期骨关节炎患者效果明显,但其保护关节软骨和延缓关节炎进程中作用仍有争议。生长因子和富含血小板血浆,可改善局部炎症反应,参与关节内组织修复和再生,长期效果不明,临床上可选择性使用。

(4)缓解骨关节炎症状的慢作用药物(SYSADOAs):包括晶体级硫酸氨基葡萄糖、盐酸氨基葡萄糖、双醋瑞因、鳄梨/大豆非皂化物等,可改善关节结构,延缓骨关节炎进程,减少 NSAIDs 与止痛药剂量。但目前仅晶体型硫酸氨基葡萄糖有充足临床循证医学证据表明其有效和安全。

(5)抗焦虑药物:主要应用于长期持续性疼痛的骨关节炎患者,尤其是对 NSAIDs 类药物不敏感的患者,可在短期内达到缓解疼痛、改善关节功能的目的,但需注意其口干、消化道等不良反应,另外其在骨关节炎中的长期效果尚不明确。

(6)中成药:包括含有人工虎骨芬、金铁锁等有效成分的口服中成药和外用药膏,可改善关节功能、减轻疼痛、延缓骨关节炎的疾病进程,但对于其作用机制和长期疗效需要更多的研究来证明。

▶ 81. 非处方药对乙酰氨基酚可以随便吃吗

对乙酰氨基酚虽然是非处方药物,但也不能随便吃,尤其不能超量使用。对乙酰氨基酚主要通过肝脏代谢,过量服用可导致肝损伤,对乙酰氨基酚也是全球主要的肝脏中毒原因。在美国和英国,由于看病贵、看病难,对乙酰氨基酚是非处方药物,在超市中易于购买,导致滥用,其是导致急性肝衰竭的最主要原因,特别在酗酒损害肝功能基础上,更容易发生肝衰竭。如果患者有肝病史或肝功能异常,要谨慎或避免使用。以前对乙酰氨基酚每日最大用量建议每日不得超过 4 克,但考虑到其导致肝脏损伤的风险,美国 FDA 于 2011 年初宣布每日用量不能超过 3 克。

▶ 82. 什么是高选择性 COX - 2 抑制剂

要搞清选择性 COX - 2 抑制剂,先要明白 COX 是什么。COX 又称环氧化酶,主要包括 COX-1 和 COX-2 两种,两者的主要区别是在生理功能上。COX-1 是原生型的酶,在正常的状态下就存在于胃肠道、肾脏等部位,其功能是促进生理性前列腺素的合成,调节正常组织细胞的生理活动,如对消化道黏膜起保护作用,改变血管张力等。COX-2 为同工酶,是诱生型酶。COX-2 在正常组织细胞内的活性极低,当细胞受到炎症等刺激时,其在炎症细胞中的表达水平可升高至正常水平的 10~80 倍,导致炎症反应和组织损伤。因此,非选择性 COX-2 抑制剂药物,如布洛芬、双氯芬酸钠、洛索洛芬钠等,在抑制 COX-2 止痛的同时也抑制了 COX-1 对胃肠道的保护作用,因此这类药物对胃肠道有一定刺激,有的患者服用时若出现胃部不适,需停药就医,但此类药物引起心血管风险较低。选择性 COX-2 抑制剂药物,如塞来昔布、依托考昔、艾瑞昔布等,因主要抑制了 COX-2 而较少抑制 COX-1 从而减少了胃肠道不良反应,传统观点认为,其心血管事件发生率较大。最新的一项历时10 年,涉及两万四千多名患者的研究表明,塞来昔布的心血管安全性与布洛芬和萘普生相当,然而 2019 版的 OARSI 指南认为证据仍不够充分。我国 2018版的骨关节炎诊疗指南认为,如果患者的心血管疾病危险性较高时,应慎用所有的 NSAIDs 药物。目前,高选择性 COX-2 抑制剂广泛用于类风湿关节炎和骨关节炎的抗炎、镇痛治疗,对于服用传统 NSAIDs 后胃痛或不适的患者,可以减少消化道溃疡、出血等并发症。

▶ 83. 中老年骨性关节炎患者如何注意用药安全

中老年人由于全身器官已进入衰退期,需要注意用药安全,止痛更个体化和联合用药。骨关节炎用药方面首选外用药物,如果效果不佳,再口服,对需长期服用止痛药物的可选择 NSAIDs 联合阿片类止痛药,不仅提高了止痛效果还可以减少两者的用量和不良反应。此外,考虑到老年患者胃肠道、心血管、肝肾功能、衰弱症、广泛性疼痛抑郁等基础疾病较多,用药时需选用相应药物,注意调整剂量,还需要结合心身运动、膳食体重管理、步态辅助、认知行为治疗、自我管理项目等进行综合治疗。

▶ 84. 膝关节积液需要经常抽吗

正常情况下,我们的膝关节里是必须有一定"积液"的,就像汽车变速箱里一定要有润滑油才能正常运转。这种积液由滑膜细胞分泌产生,称为关节滑液,主要的功能就是润滑关节、为软骨细胞带去营养,同时带出软骨细胞的代谢废物。一般滑液量为0.5~4毫升。我们的滑膜细胞每天分泌出新的关节滑液,同时也吸收旧的滑液,形成了一种动态的平衡,为我们的膝关节正常活动提供了有力的保障。但是,当我们的膝关节出现了问题时,比如常见的关节炎、类风湿、痛风、半月板损伤、膝关节摔伤扭伤等,都会打破这种平衡。受到刺激的滑膜会发生炎症反应,滑膜细胞增生,分泌出非常多的滑液,而吸收滑液的能力却下降了,几天甚至几小时,关节就被这多出来的滑液充满了,膝关节就肿起来了。有的人看到膝关节磁共振报告上也报有关节积液,但这没有具体的临床意义,并不需要担忧,主要看症状和医生体检。关节积液不是一种病,而是膝盖出问题后的一种表现。如果总喜欢盯着关节积液去治,单去抽积液,没有去掉病因,抽完还会再产生新的积液。这就是很多人过段时间需要再抽的原因。当然了,在有的情况下关节积液是需要抽的:① 关节积液明显增多,关节存在肿胀与疼痛的症状,非药物治疗、外用药/口服用药不能缓解;② 准备向关节腔内注射药物进行治疗时,一定要先抽滑液,再注射药物;③ 怀疑关节内有感染,为了获取培养标本时。

▶ 85. 膝关节"加油""打润滑剂"到底有没有用

平时在医院里医生给关节内"加油"或"打润滑剂"的一般是玻璃酸钠,也叫透明质酸钠,它是滑液的主要组成部分。注射玻璃酸钠进入膝关节腔后主要发挥以下作用:保护软骨细胞,促进软骨一些成分的合成,抗炎,润滑,减少摩擦,镇痛,通过润滑减震来保护半月板等。但是要注意的是,玻璃酸钠相对来说适用于早中期的骨性关节炎患者,而对于晚期患者就没必要打了。膝关节炎晚期时,膝关节软骨大范围的剥脱、软骨下骨硬化或骨质疏松、韧带不平衡等,这类情况打完玻璃酸钠后效果不明显甚至没效果。打润滑剂时一定要注意严格无菌规范操作,最好是专人固定场所进行,注射时应该配合医生将膝关节伸直。有些地方用自己提炼的中药进行注射,感染风险很大,并且疗效没有临床循证证据。一般玻璃酸钠可以每周注射一次,5 周一个疗程,每年可重复两个疗程。最新的高交联玻璃酸钠每周关节内注射一次,一个疗程只需注射 3 周。如果注射后几天出现关节红肿热痛甚至发热,需要及时到医院就诊,需要排除关节感染。

▶ 86. "氨糖"到底是什么

"氨糖"不是药理学学术术语,而是老百姓对市场上各种鱼目混珠的氨基葡萄糖类保健品的称呼。真正的氨基葡萄糖的全称为 D-氨基葡萄糖,属单糖成分。1876 年德国外科医师兼药剂学家格奥尔格·莱德豪斯(Georg Ledderhose)第一个从海洋生物体甲壳素的水解产物中分离出氨基葡萄糖,但是直到 1939 年诺贝尔化学奖得主沃尔特·霍沃思才确定氨基葡萄糖的立体结构。因为氨基葡萄糖是糖胺多糖(黏多糖)的前体,而后者是关节软骨的主要成分,所以氨基葡萄糖常被用于骨关节炎的辅助治疗。补充氨基葡萄糖可能可以帮助重建软骨并治疗关节炎,目前医学界仅对结晶型硫酸氨基葡萄糖治疗膝关节骨关节炎有效有循证医学证据。而保健品"氨糖"与药品的结晶型硫酸氨基葡萄糖是有本质区别的。

药品的上市是需要经过极其严苛的研究和申报审批的流程的,药品监管部门对厂商从实验室、临床前期、临床验证研究、生产工艺与流程以及上市后继续监测的每一个环节都进行非常严格苛刻的监督与审查,以确保药品的安全性和有效性,其产品的批准号以"国药准"字样开头。保健品则不然,其标准要松懈得多,基本是从食品安全角度出发来进行监管,其产品的批准号以"国食健"字样开头,2017 年后我国监管新政鼓励更多采用备案制而非注册制。我国规定,所有的保健品说明书上都必须标明"本品不能替代药品"。海外保健品的管理办法基本与我国相似,所有从海外超市中购回的"软骨素""氨糖"几乎都是保健品,有大量的文献证据和明确的国际指南表明其无效性。

▶ 87. 硫酸氨基葡萄糖与盐酸氨基葡萄糖有何区别

硫酸氨基葡萄糖与盐酸氨基葡萄糖都是属于氨基葡萄糖,理论上都可以修复软骨、促进关节液的形成,有效地抑制炎症进程。但基团不同,一个是二阶的硫酸根,一个是单阶的盐酸根,硫酸根的稳定性要比盐酸根高很多。如果酸根与葡萄糖基结合不稳定而分解的话,葡萄糖基就参与人体糖代谢,就不能以原型的形式参与软骨代谢和修复了,所以稳定性极重要,只有大分子量的基团才参与软骨代谢。盐酸氨基葡萄糖相对分子量更小,结构更不稳定,生物利用度虽高,但其有效血药浓度只有硫酸氨基葡萄糖的约 1/3。大多数的临床研究都是采用硫酸氨基葡萄糖,关于盐酸氨基葡萄糖治疗骨关节炎的循证医学研究较少,因此有关盐酸氨基葡萄糖治疗骨关节炎是否有效尚存争议。目前唯一有明确循证医学证据证实治疗膝关节骨关节炎有效性的产品只有结晶型硫酸氨基葡萄糖。因其产品纯度极高,因此其保质期很长,不良反应很小,适于长期用药。

▶ 88. 什么是结晶型硫酸氨基葡萄糖

结晶型硫酸氨基葡萄糖是一种稳定形式的硫酸氨基葡萄糖,与一般硫酸氨基葡萄糖相比,它具有独特稳定的化学结构,可将氨基葡萄糖稳定传输至血浆中,达到药理活性浓度。只有药品的纯度达到极高的程度才能是结晶型的,才可以有高度的药品稳定性。最新研究显示,每日口服 1 500 毫克结晶型硫酸氨基葡萄糖可以缓解膝关节骨关节炎症状、预防关节间隙变窄,是有效的氨基葡萄糖制剂。目前在所有氨基葡萄糖制剂中,只有结晶型硫酸氨基葡萄糖被证明可以改善骨关节炎疼痛症状,阻止关节损坏,长期治疗可能延缓疾病进展。而其他的氨基葡萄糖制剂,则无显著疗效。

▶ 89. 骨性关节炎的治疗为什么一定要按疗程来进行

骨性关节炎漫长多变的病程决定了治疗的复杂性。在病程不同阶段需要选择相应的治疗,其疗效与进行的疗程密切相关。按照医嘱用药,能有效控制病情的特定时段即为疗程。关节炎的"炎症",每一次发作的病理反应都是一个连续的过程,因此消炎镇痛药需要连续用药,以完整覆盖整个炎症过程。长期而言,也有利于减少炎症反复发作的次数。这是总的原则,但每一次炎症的严重程度与持续时间则存在很大差异,需要个性化处理,总体来说可能需要 1～3 个月,可以根据疼痛程度来判断或者感受炎症控制的情况。如果不能坚持在疗程内按时用药,往往会影响治疗效果,甚至会造成短期与长期方面的不良效应:短期影响炎症控制,致症状控制困难;长期易使炎症反复发作,加速病程进展。

骨性关节炎治疗疗程的复杂性和特殊性还表现在累及的关节不同,其治疗的完整疗程设计也不同,医师在观察一个完整的疗程后,依据病情变化及治疗反应,才能个体化地调整下一疗程用药方案,以尽可能达到满意的疗效。所以,患者按疗程治疗非常重要。

▶ 90. 膝关节骨关节炎如何进行阶梯治疗

近年来提出的治疗膝关节骨关节炎的最新理念共识——阶梯治疗,其基于该疾病发展阶段性最清晰、相应治疗方法和原则最明确。目的在于探索完善一条更有效的治疗路径和模式,建立对治疗方法的标准化与规范化的评价体系。

膝关节骨关节炎临床分为四期,根据各期的临床症状与影像学所见实施阶梯治疗的选择。

● 膝关节骨关节炎临床分期

分期	疼痛度	日常活动	肿胀	畸形	X　　　线
初期	偶发,轻度	正常	无	无	关节间隙可疑变窄
早期	经常,轻度	基本正常	偶发	无	关节间隙轻度变窄,有小骨赘
中期	经常,严重	受限	反复	内/外翻	关节间隙变窄,明显骨赘,关节下骨硬化,骨性畸形
晚期	非常严重	严重受限	经常	严重内/外翻	严重关节间隙狭窄,大量骨赘,关节下骨明显硬化,明显骨性畸形

为了实现缓解或消除疼痛，改善关节功能和提高患者生活质量的膝关节骨关节炎治疗目标。中华医学会 2018 年版《骨关节炎诊疗指南》提出基础治疗、药物治疗、修复性治疗和重建治疗四个层次的阶梯治疗策略。

其中，基础治疗包括患者的预防保健教育、运动和生活指导、科学合理的关节肌肉锻炼以及中医和物理治疗；药物治疗应根据患者疼痛程度，进行个体化、阶梯化的药物治疗，包括外用、口服、肛栓、静脉以及关节腔内注射等；修复性治疗包括关节镜清理术、关节软骨修复术及生物治疗以及膝关节周围截骨术；重建治疗分为膝关节部分置换术、人工膝关节置换术以及膝关节融合术甚至截肢术。

初期膝关节骨关节炎以基础治疗为主，药物治疗为辅，以基层医疗机构和下级医师为治疗主体；早期阶段以药物治疗为主，基础治疗为辅，以基层医疗机构和下级医师为治疗主体；中期阶段以修复性治疗为主，辅以基础治疗和药物治疗，以中高级医疗机构医师为治疗主体；晚期阶段以重建治疗为主，辅以基础治疗和药物治疗，以中高级医疗机构和医师为治疗主体。

应用阶梯治疗使患者获得诊疗方便，费用减低、疗效满意、有效降低畸形致残率。

手术治疗

开刀不可怕

膝关节疾病的手术治疗

▶ **91. 哪些膝关节骨性关节炎需要做关节镜手术**

膝关节早中期骨性关节炎需要做关节镜手术有两个意义,一是针对性检查,二是经关节镜治疗。尽管临床上单纯应用关节镜作为诊断方式已越来越少,但由于其对病灶具有一定的放大作用,可以直视下动态观察,经过临床体检及各种辅助检查仍不能明确病因时可以作为借鉴。

关节镜能诊断和治疗哪些疾病?

易嘉勇
复旦大学附属中山医院骨科

扫码观看视频

关节镜诊断的局限性在于仅能显示关节软骨表面，不能显示软骨全层，视野局限；探头有可能损伤软骨，且关节镜检查费用较高，增加了患者的医疗费用。因此，根据关节镜进行诊断性分级不易于在临床上推广使用。

膝关节镜清理术是指通过游离体清理、半月板成形等，其主要目的是为了缓解部分早中期患者的症状，主要适合中青年人半月板撕裂或伴有机械交锁症状的患者。通过改善膝关节腔内微环境帮助膝关节内干细胞修复与再生。

对于晚期患者，表现为关节力线异常、伴有机械交锁症状，在影像学上显示关节间隙有一定狭窄者，或者关节软骨严重磨损甚至剥脱以及骨赘增生明显者，膝关节镜清理术因其治疗原理等限制，无法使骨性关节炎晚期患者达到疼痛缓解、功能和活动恢复，手术获益有限。长期随访研究发现，膝关节镜清理术的远期疗效与保守治疗无明显差异。因此，多数情况下并不推荐行膝关节镜清理术。

▶ 92. 拍片子发现膝关节里有游离体，需要做手术取出来吗

膝关节游离体形成的原因很多，有些来源于外伤，如脱位、骨折、关节内术后形成等；有些来源于骨病，如关节及软骨疾病、骨软骨炎、滑膜炎、半月板损伤、滑膜软骨瘤等。典型症状是关节交锁，也就是正常走路突然感到膝关节被卡住，伴随疼痛和弹响，轻轻活动一会儿关节，感到回归自如、疼痛消失。磁共振检查可以精确术前诊断。

膝关节游离体可分为纤维素性游离体、软骨游离体、骨软骨游离体及其他游离体如异物、肿瘤等。其手术适应证为：有关节游离体交锁症状及体征者。

对于没有明显交锁症状的，较小的游离体可以采用保守治疗，通过口服非甾体类抗炎药消除关节炎症及疼痛、局部理疗及注射玻璃酸钠等缓解与改善症状。对于反复诱发关节疼痛交锁症状的游离体，可以通过关节镜进行手术摘除。

▶ 93. 哪些膝关节可以做关节周围截骨手术

关节周围截骨手术起于 1960～1980 年，主要针对的是膝关节周围骨骼畸形造成的疼痛与功能障碍。膝关节周围截骨通过截断股骨远端或胫骨近端部

分骨质,再将之撑开(开放楔形截骨),或截除部分楔形骨块后再合拢(闭合楔形截骨)的方法,改变截骨远近端骨块的对合方向,纠正下肢力线,从而改变膝关节内外间隙的压力分配,达到减压缓解疼痛的目的。

截骨术的优点是保留骨量(膝关节软骨)和软组织结构;纠正力线(减轻膝关节疼痛);膝关节功能恢复较好;尤其适于年轻人(延缓退行性病变)。

然而,早期受限于内固定的理论与技术,该术式骨折不愈合的发生率较高,且其后续处理非常困难,因而并未得到广泛推广。同时,全膝与单髁置换术的快速发展使其在膝关节骨关节炎的治疗领域获得了压倒性的优势。

近年来,随着截骨的理念和内固定方式的进步,鉴于不同地区关节置换医生资质和医保政策的限制,截骨术治疗膝关节畸形所致骨关节炎重又开始流行。

事实上,膝关节周围截骨术的适应证与关节置换手术有很大的不同,截骨术主要可以应用于伴有关节外骨骼畸形达到一定严重程度,且关节本身病损并不严重的病例,因此,多数患者相对年龄较轻。而膝关节置换术则主要用于关节病损较为严重的病例,年龄相对要高一些。然而,有些患者处于交叉地带,比如年龄在 60 岁上下,存在并不非常严重的关节外畸形但临床症状比较明显,其手术选择需要临床医生根据其技术优势进行决定。同样,还有一些患者,关节外畸形与关节内病损都非常严重,亦需由医生根据技术能力进行相应选择,是单纯以膝关节置换解决问题,还是需要联合关节外截骨进行手术。

可见,膝关节周围截骨术获得成功的关键是严格掌握手术指征,结合医生自身技术偏好与患者的解剖特点、年龄、生活需求等方面综合决策。

▶ 94. 什么是膝关节的单髁置换

以疼痛、肿胀、活动受限为主要表现的膝关节骨关节炎患者中,约有 80% 的患者主要病变位置发生在内侧膝关节间室。膝关节单髁置换术是应用微创外科技术,仅通过微创小切口完成内侧间室的置换手术。与人工全膝关节置换对比,单髁置换只需经微小切口置换病损部位,用很少的植入物替代内侧股胫关节损坏的软骨面,不需要去除前后交叉韧带,最大限度地保留了患者的本体感觉和关节功能；手术时间短，恢复与康复快，并发症少。然而，并非所有的内侧室膝关节炎都可以做单髁置换手术。同样，单独的外侧间室关节炎也可以做外侧单髁置换手术，但由于发病率更低，手术难度也更大，所以开展得相当少。在学术界，目前谈论膝关节单髁手术通常是指内侧单髁置换手术。

单髁置换手术成功的关键同样在于手术指征的掌握，具体包括以下几个方面：① 膝关节病变局限于内侧间室，两侧同时有病变不能置换，疼痛亦局限于膝关节的前内侧区域，骨性关节炎患者在负重位的 X 线片上可以看到内侧间隙已经消失，即所谓的"骨磨骨"；② 病变对侧关节里面软骨全层结构完整；③ 关节内前后交叉韧带功能完好，前交叉韧带受损的程度不能超过2/3；④ 膝内/外翻畸形<15°；⑤ 膝关节需要保留一定活动度，屈曲应>90°，屈曲挛缩不能大于15°。

在掌握良好手术指征与手术技术的前提下，单髁置换假体长期生存率与全膝置换手术相当，这是近年来单髁手术获得快速发展的一大原因。

▶ 95. 哪些关节炎需要进行全膝关节表面置换术

现代全膝关节置换术自 1970 年代开始成熟，经过 50 多年来的不断发展与进步，已经成为 20 世纪最成功的外科手术之一，在全世界广泛开展。2019年我国的全膝关节置换手术量约 30 万台，美国约 60 万台，全球估计约600 万～1 000 万台。全膝关节置换术能够有效地治疗各种终末期膝关节疾病，缓解与解除其疼痛、恢复其功能，明显提高患者生活质量，间接延长老龄患者的寿命。

各种膝关节疾病进展到终末期时，共同的特点是关节软骨以及软骨下骨的磨损磨蚀与破坏，产生无菌性炎症反应，成为疼痛的根源，与之相伴的是关节内其他结构的继发性反应与功能紊乱。人工全膝关节置换手术的原理，是把病变或磨坏的关节表面部分去掉，再用同样厚度的人工材料来代替这个关节表面，在毫米级的精度范围内仿生重建其机械结构，恢复其运动学功能。目前最常用的替代结构在股骨侧为金属成分，在胫骨侧为金属托盘上安装高分子聚乙烯垫块，使之与股骨侧形态相配合，达到既能活动又能稳定的作用。

　　全膝关节表面置换术的适应证包括经各种保守治疗难以理想控制的膝关节终末期疾病：① 膝关节骨性关节炎；② 类风湿关节炎；③ 创伤性关节炎；④ 胫骨高位截骨术失败；⑤ 单髁置换术后失败；⑥ 原发性或继发性的膝关节内骨软骨坏死；⑦ 牛皮癣性膝关节炎、银屑病性膝关节炎等血清阴性关节炎；⑧ 血友病性膝关节炎；⑨ 符合指征的僵硬膝；⑩ 某些化脓性关节炎或关节结核后遗症。

　　全膝关节表面置换术的禁忌证包括以下几个方面：① 全身或者膝关节局部存在未控制的感染性疾病；② 即使全身或者膝关节局部的感染性疾病已经治愈，也仍需要一定时间的间隔方可手术，等待期的长短并无明确界限，需视感染部位、严重程度、细菌类型、患者性别年龄体质以及内科合并疾病情况等综合判断；③ 膝关节周围肌肉瘫痪或者肌力明显降低；④ 患者没有主观要求；⑤ 伴有明显或者严重心理疾病的患者。

　　除非患者有强烈的要求与意愿，通常不建议对没有疼痛症状的膝关节进行置换手术，确实要手术时，也必须要进行各方面的详尽评估。神经性关节炎的患者没有疼痛，但会有严重的功能障碍，其重建方案要比普通的表面置换复杂得多。如果患者的内科情况较差，难以耐受手术或者会明显增大手术并发症风险时，属于相对手术禁忌证，需要将内科情况调整后再考虑手术可能性。

膝骨关节炎的手术治疗

邵云潮

复旦大学附属中山医院骨科

扫码观看视频

超高龄老年人如果主观能动性较差,或者理解力与执行力较差时,会明显影响其术后康复训练,需谨慎评估其获益与风险情况。

全膝关节置换术的适应证在不同能力的医生与医院会有所不同,随着经验的积累与技术的进展,不仅单个医生与医院的能力会不断提高,而且整个业界的能力亦会蓬勃向上,不断拓宽手术适应证。

▶ 96. 全膝关节置换手术会有哪些风险

任何事情都存在风险,手术更是如此,全膝关节置换手术是一个技术要求极高的手术,其相关风险可以分为术中与术后两个阶段,其防范则需要从术前开始,贯穿全程。

全膝关节置换手术风险因素有以下三方面。

(1)术中风险:麻醉相关风险;术中骨折,尤其是假体周围骨折风险;血管神经损伤,例如腘动脉损伤、胫神经或腓总神经损伤。

(2)术后近期风险:① 感染是该手术严重的并发症,尤其细菌到达假体周围难以消除,表现为术后持续发热、关节局部红肿热痛或出现小洞口伴有液体流出。② 术后血栓形成包括下肢静脉血栓、心脑血管血栓、肺栓塞等,年龄大、肥胖、血液高凝状态、既往血栓病史等是导致术后出现深静脉血栓的主要因素,需重点对待和积极采取措施。下肢深静脉血栓形成的发生率是相当高的,可达到 20%～30%,但血栓脱落流入肺循环并发生致死性肺栓塞的概率在一万到十万分之一。③ 肢体或手术关节肿胀变形并伴有疼痛或出现关节畸形。④ 和患者本身的体质有关系的其他风险。比如糖尿病患者伤口愈合缓慢,甚至伤口愈合不良的概率会更高。

(3)术后远期风险:术后远期感染常见于一些低毒性的细菌感染;无菌性松动,分为机械性松动和生物学松动;假体周围的骨折,包括胫骨骨折、股骨骨折和髌骨骨折;由于训练时间窗后移而出现的关节僵硬、活动度下降。

在亚专业分工越来越精细的今天,规范化的手术技术与围手术期管理能力有助于降低风险,医生与医院的选择非常重要。

膝骨关节炎的手术治疗

邵云潮

复旦大学附属中山医院骨科

扫码观看视频

▶ **97. 全膝关节置换手术期间要用哪些药**

全膝关节置换手术的围手术期和术后用药有：① 抗生素预防感染常在麻醉诱导期、术后当天、次日早晨给药，为预防用药，以头孢一代、二代为主，代表药物为头孢唑啉与头孢呋辛。② 预防下肢深静脉血栓形成，用低分子肝素、利伐沙班或阿司匹林等药物。③ 多模式镇痛，关键是规律用药、提前镇痛。目标是无痛手术，至少控制到患者不感觉到明显疼痛。个性化镇痛，病程一般需要 2～3 个月，少数患者可能会到 5～6 个月，半年以后仍需要者极少。术中鸡尾酒、区域阻滞麻醉，术后镇痛泵（PCA，常用瑞芬太尼，不主张背景给药）、特耐、曲马多/泰勒宁、西乐葆，也有用若思本及乐瑞卡。④ 加速康复主张限制性输液，手术日不饿肚子，术中输液一般 500 毫升，苏醒室 500 毫升，回病房 200 毫升左右，鼓励尽早吃喝。术后第一天可以只给 200 毫升。补液不是目的，只是给药的载体，需要给抗生素与拉唑类药物。⑤ 术前轻度贫血者需予 EPO、铁剂。⑥ 合并其他疾病者，如心脑血管、肺、肝肾功能性疾病，除少数影响出凝血与免疫状态的药物需要调整外，一般可以连贯用药。需要特别关注利血平类降压药，以免术中发生难治性低血压。

膝关节置换手术,手术的成功是治疗的关键,使用药物时间不长,术后的康复训练则必不可少,术后需要在良好镇痛的前提下积极参与康复训练,才能在更短的时间内更好地恢复,围手术期管理与用药是获得良好疗效的必要条件。

▶ 98. 全膝关节置换手术后有哪些注意事项

由于全膝关节置换的患者大都是老年人,经常伴有其他内科疾病,因此,术前需要严格评估全面检查,麻醉过程中要严密监视及时处理。患者最担心的是手术后的疼痛和康复练习的困难,对此我们运用了综合的镇痛措施,从术前开始一直到康复完成,患者术后几乎感觉不到难以忍受的疼痛;由于手术技术和假体的提高和完善,加以科学完备的康复技术和康复手段,术后康复已经不是难题。

(1)术后疼痛管理:休息冰敷、康复活动、药物治疗、肢体抬高。使用控制疼痛的药物很重要,止痛效果不好时,可遵医嘱及时调换药物,要使患者术后能够休息好,伤口恢复好,配合康复治疗好。

(2)术后营养管理:保证足量蛋白摄入;避免高糖高油脂食物摄入,尤其是肉汤类脂肪含量高的食物。

(3)术后切口管理:关节置换术后,假体是存在于体内的异物,一旦出现感染,治愈比较困难。尽管慢性感染的发生率极低,只有0.5%左右,但因其处理困难、后果严重、费用高昂而备受重视。预防的主要措施是注意个人卫生、规律生活、合理锻炼、避免外伤等一般健康管理措施。发生伴有出血的外伤时,要及时就医处理伤口,口服抗生素2～3天预防。牙科操作若存在出血情况时,宜提前1～3天预防,操作后再加2～3天口服抗生素。

怀疑有感染时,应第一时间就医,在不用抗生素的条件下进行标本采集培养,确定感染病原菌。

(4)术后下肢深静脉血栓管理:膝关节置换手术后数周内,患者卧床时间多或下地活动少,饮水不足,抗凝较差,血液黏稠度升高,血液流动缓慢,下肢深静脉容易形成血栓,若血栓脱落导致致死性肺栓塞,严重威胁生命。预防措施除使用低分子肝素或阿司匹林加以治疗外,术后宜早期适度抬高并活动下肢,并用弹力绷带或弹力袜预防血栓形成。一旦下肢异常或肿胀,立即启动相关检验监测、影像学检查,药物治疗以抗凝为主,必要时置放下腔静脉滤器。

术后其他情况一旦发生,立即到医院骨科咨询就诊。

扫码观看视频

▶ 99. 膝关节置换术后为什么还需要吃镇痛药物

膝关节置换是骨科最常见、效果最好的关节重建手术之一,能很好地治疗严重的骨关节炎、类风湿关节炎和很多其他类型的终末期膝关节病变,可迅速缓解关节痛和改善关节功能。手术时需要切除病变和磨损的软骨、少部分正常骨组织、部分交叉韧带和滑膜,甚至要对关节周围的软组织进行松解,这些操作本身也是一种创伤,会诱发机体的愈合反应,所有的愈合反应本质上都是一个炎症的过程,会引起疼痛。膝关节是一个很大很复杂的关节,神经支配非常丰富,但软组织封套结构却很薄弱,类似于"皮包骨头",而膝关节置换手术是一个创伤很大的手术,所以会引起很严重的疼痛,而且会持续较长的时间。如果不对这些疼痛进行处理,患者在术后会因为疼痛而影响生活质量和睡眠;另一方面,膝关节置换术后康复锻炼非常重要,也需要在使用镇痛药物之后进行无痛或轻微疼痛下的关节功能锻炼。很多患者的传统观念认为,止痛药能不吃就不吃,能少吃就少吃,是完全错误的。其实,充分的镇痛,尤其是对术后运动痛的镇痛,其目的并非仅仅在于减轻疼痛,还在于帮助患者减轻全身的应激反应,达到一个"理想"的生理状态,有利于康复。

另外,疼痛的病理生理学机制非常复杂,包括多个外周、中枢受体和感受器。因此,单一的药物和方法难以完全消除疼痛。近年来,多模式镇痛和超前镇痛的理念逐渐被接受并开始应用于临床。多模式镇痛是指联合应用不同类型的镇痛药和方法来缓解局部疼痛和减少全身不良反应,是目前最为理想的镇痛策略。超前镇痛是指在疼痛发生之前就开始止痛治疗,也就是在手术之前就开始使用镇痛药物,提高"痛阈",让人体对疼痛不敏感,有助于增强术后镇痛效果、减少用药。多模式镇痛已在临床广泛开展,患者手术后除了常规的镇痛泵,通常还会再加用一到两种的镇痛药,包括阿片类药、非甾体类消炎镇痛药等,既达到理想的镇痛,又能最大限度地避免单一药物和方法所产生的不良反应。在此基础上,还需要考虑患者个体化的差异,比如对不同药物的治疗反应不同、耐受性不同等。也就是说,一种药 A 患者用了效果很好,但 B 患者效果一般,或者 C 患者用了某药后出现胃部不适、恶心等症状,而 D 患者却没有不良反应。因此,在多模式镇痛、超前镇痛等大原则的指导下,还要兼顾个体化、精细化的治疗,才能事半功倍,改善患者的自我体验、促进康复。如果单纯因为担心药物不良反应或者陈旧观念影响而拒绝使用镇痛药物,肯定会影响手术效果,因为即使手术做得再漂亮,没有良好的康复锻炼,也会使手术效果大打折扣。

在出院时,医生还会再让患者带一些镇痛药物回家继续服用,一般是一种非甾体类消炎镇痛药加一种其他类型的止痛药,比如塞来昔布＋曲马多或羟考酮。一方面让患者继续无痛关节功能锻炼;另一方面,很多关节炎的患者,本身膝关节周围也会有一些慢性无菌性炎症的疼痛,如肌腱炎、滑膜炎等,虽然已经做了手术,但是炎症的消退需要一定的时间,需要继续使用一段时间药物,一般是 1～3 个月的消炎镇痛药,有助于炎症消退、缓解疼痛。如果不用镇痛药物控制,长时间的持续疼痛有可能导致神经结构发生改变,变成难以根治的慢性疼痛甚至神经病理性疼痛,后期处理就相当麻烦了。而且,疼痛控制欠佳的患者,术后功能训练往往存在问题,其功能结果往往欠佳。

关节外科强调的是无痛置换的理念,通过各种措施的综合运用,使患者达到全过程（手术与康复）无痛或者仅有很少疼痛的效果。我们会做术前宣教，但是患者与家属也要更新理念，不能抱着老观念不放，不能一味地忍痛，更不应该无理由的排斥镇痛药物，应在医生的指导下合理使用镇痛药物。如果出院后在用药期间仍有无法缓解的疼痛，应及时就医，排除其他非正常情况的可能。

髋关节疾病的手术治疗

▶ 100. 保髋手术：自己的关节一定比人工的好吗

保髋手术是相对于髋关节置换手术而言的，即通过一定的手术，对病变的髋关节结构做一定的调整，改善其症状，让患者延迟或者避免做髋关节置换手术。但是保髋手术有严格的手术指征和适用范围。

髋关节的骨骼主要由髋臼和股骨头两部分组成，它们就像屋顶和柱子的关系，髋臼是屋顶，股骨头就是柱子。髋关节发育不良的患者，都有不同程度的髋臼部分发育不良，不能完全覆盖股骨头，有时候股骨头颈部的发育也有问题，导致髋臼和股骨头在异常的位置接触并承受身体重量。也就是屋顶大小不够，柱子没有完全支撑在屋顶下面，房子所有的重量都压在一部分柱子上，甚至有时候柱子本身也长得不够周正，正所谓"上梁不正，下梁也歪"，可以想象，柱子和屋顶的老化速度都会加快，甚至老化磨损和变形。

大多数髋关节发育不良患者在青少年时期没有疼痛症状，因此不易被发现，但是变形往往是从幼年期就已经开始了。随着年龄的增长，一般到青壮年时期，股骨头就会逐渐磨损而继发骨关节炎，开始出现酸软与疼痛的症状。保髋手术就是通过根据髋臼的具体形态不同和磨损情况采用不同的截骨手术，将髋臼边缘向不同的部位移动，改善髋臼覆盖不良的情况，扩大"屋顶"面积，使髋臼和股骨头的匹配程度增加，从而改变股骨头的不良受力，减小受力区域压强,避免骨关节炎的进一步发展。

但如果已经出现了明显的骨关节炎,关节软骨磨损严重,"柱子"已经腐蚀和变形,再扩大"屋顶"的面积就失去了意义,此时只有换掉已经不能用的"柱子",再扩大"屋顶"面积,才能修好"房子";在发育不良严重的患者,股骨头没有了足够大小的髋臼的阻挡,会向髂骨、臀部方向脱位出髋关节,也就是"柱子"跑到了"屋顶"外面,不再支撑"屋顶",出现了高位脱位,患者就会有"长短腿"、走路跛行。这往往是保髋的反指征,也就是说不再适合做保髋手术。由于髋臼过小、"屋顶"面积远远不足,只能再造出新的"屋顶"和与之相匹配的"柱子"。换掉"屋顶"或再造"屋顶"、更换"柱子"的工程,也就是全髋关节置换手术。

因此,保髋手术更适合于年轻的、活动量较大,并且关节功能良好、没有明显脱位和骨性关节炎的患者。如果已经出现了明显骨关节炎,或者高位脱位,再强行保髋就失去了意义,不但手术效果有限,延误治疗还可能导致髋关节功能不断恶化,增加后续治疗的难度,此时反而做全髋关节置换更能改善关节功能,提高生活质量。另一方面,由于髋关节发育不良保髋手术技术要求高,需要由有经验的医生设计和开展,这也限制了该类手术的推广。总而言之,手术指征很重要,不同的患者需要做不同的手术,不能一概而论。不考虑自身病情,一味地追求用自己的关节,未必比人工关节更好。

▶ 101. 什么情况下可以做保髋手术

目前,保髋手术主要适用于早期的非创伤性股骨头坏死和不伴高位脱位的早期髋关节发育不良。总体来看,保髋手术更适合于年轻患者,通过保髋,有一定机会推迟或避免髋关节置换手术。

非创伤性的、早期的股骨头坏死由于股骨头没有塌陷或仅有轻微塌陷(要求塌陷在 2 毫米之内),则可采用保髋手术治疗;一旦股骨头发生明显塌陷变形(塌陷 2 毫米以上),保髋手术就没什么价值了,如果出现明显的疼痛影响生活就需要行人工髋关节置换。由于早期的股骨头坏死可能症状比较轻,甚至 X 线片上也看不见明显的坏死,仅在 MRI 上能看到坏死。因此,一旦怀疑股骨头坏死,应该完善 X 线片和 MRI 检查,对股骨头坏死进行分期,早期发现、早期处理。

髋关节发育不良的保髋手术适用于相对年轻的、仅有早中期骨关节炎、无髋关节高位脱位、有疼痛症状并且关节活动度尚可的患者。相对来说,早期髋关节发育不良保髋后功能较好,生活质量较高;股骨头坏死者保髋后活动能力还是有较大限制,这也是股骨头坏死保髋手术相对开展较少的原因。

▶ 102. 哪些情况需要做人工髋关节置换手术

以下情况可以考虑做人工髋关节置换手术:① 保守治疗无效的终末期髋关节骨关节炎。② 各种原因引起的股骨头坏死出现股骨头明显塌陷,影响髋关节功能的。③ 老年人移位的股骨颈骨折,内固定手术失败的股骨颈骨折。④ 髋关节发育不良伴明显骨关节炎或关节脱位,影响关节功能的。⑤ 创伤性的骨关节炎,保守治疗或内固定手术后的髋关节骨折,继发明显的创伤性关节炎、骨缺损的患者。近年来,在少数老年人粉碎性的髋臼骨折中,如果预计做骨折内固定手术效果不好的,也有尝试一次性做全髋关节置换手术的,但手术创伤和难度大,手术效果报道不一,开展较少。⑥ 化脓性、结核性髋关节炎后遗症在炎症得到长期控制、各项指标感染指标正常后,可考虑行人工髋关节置换。⑦ 其他疾病导致的关节软骨破坏、严重影响关节功能的,如炎症性关节炎,包括类风湿关节炎、红斑狼疮性关节炎、血清阴性的关节病;痛风性关节炎,绒毛结节性滑膜炎等。⑧ 股骨近端肿瘤需要切除股骨头和股骨颈的,可行肿瘤型人工髋关节。⑨ 保髋手术失败的患者。⑩ 股骨头骺病变后遗症,如儿童期股骨头缺血性坏死、头骺滑脱等。

▶ 103. 陶瓷的人工髋关节会碎掉吗

如下图所示,一个完整的人工髋关节至少由 4 个部分组成:髋臼侧由金属帽和内衬组成,股骨侧由股骨柄和股骨头。手术医生在患者体内把它们再组装成一个整体。通常,金属帽和股骨柄都是金属合金材料,髋臼内衬和股骨头

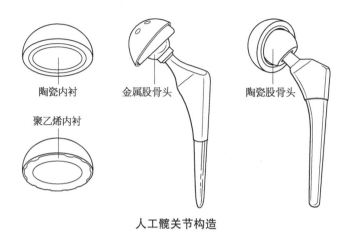

陶瓷内衬　　　　金属股骨头　　　　　　陶瓷股骨头

聚乙烯内衬

人工髋关节构造

则由其他的材料组成，它们相当于人体的髋臼和股骨头软骨的部分，是关节互相接触和摩擦的界面。陶瓷的人工髋关节指的是股骨头是陶瓷材料做的，内衬也是陶瓷。但它们可不是普通的陶瓷，是用特殊工艺制作的氧化铝陶瓷，密度要大于大部分金属材料，因此硬度比金属大、更不容易碎裂。由于陶瓷颗粒更小、表面更光滑，耐磨性能也高于其他材料。研究显示，陶瓷对陶瓷假体的磨损率甚至仅为钴铬合金对聚乙烯假体的 1/4 000。现在临床已经用到第四代陶瓷，即 δ 陶瓷，其主要成分仍为氧化铝，但含有约 1% 的氧化锆，不但具有比第三代陶瓷更低的磨损率，还大大增加了陶瓷的强度，碎裂的概率不足十万分之一。因此，完全不用担心陶瓷的碎裂问题。

▶ 104. 聚乙烯的人工髋关节是塑料做的吗

如同上一问题所述，聚乙烯的人工髋关节只有髋臼内衬是聚乙烯材料，相对应的人工股骨头可能是金属头或陶瓷头。用于人工髋关节的聚乙烯不是日常生活中使用的普通塑料，而是高交联的超高分子量聚乙烯。它是在特定反应条件下，由特殊催化剂作用合成的聚乙烯材料，该材料有更长的聚乙烯长链和更少的分支，分子量特别大，耐磨性和抗疲劳性大大提高，是现在广泛使用的人工髋关节材料，其力学和生物学性能、安全性经过数十年的临床检验，不用担心是否牢固的问题。高交联增加了其耐磨性，每年的平均磨损量在微米级,足够在人体内使用 30～50 年以上,而且磨下来的碎屑非常小,只有纳米级别大小,不会引起人体组织的明显反应。在过去接近 25 年来的临床使用中,尚未见到因其磨屑引起周围软组织坏死与骨溶解的报告。

▶ 105. 人工髋关节置换手术后要用哪些药

人工关节置换术后要尽快恢复手术前停用的内科药物,比如糖尿病患者血糖稳定后继续原来的降糖方案、高血压患者的降血压用药;一些心脏病患者在手术后出血风险解除后也要恢复使用华法林、拜阿司匹林、氯吡格雷等药物;类风关患者的免疫抑制药也要逐步恢复等。除此之外,针对人工髋关节置换手术,以下药物也是需要的。

(1)止痛药:一般手术结束后麻醉医生会给患者使用镇痛泵。髋关节置换手术后疼痛不是非常厉害,大部分人使用镇痛泵即可,等 2～3 天镇痛泵用完后疼痛也明显缓解了。如果因为各种原因不能使用镇痛泵或少数镇痛效果不足的,可能需要再加用其他的止痛药。大体上,髋关节置换手术的疼痛较轻,绝大多数患者只需要简单而且很短期的用药即可。

(2)抗生素:关节置换手术虽然是清洁手术,但由于置入了人工材料,需要预防性地使用抗生素至术后 24 小时,大部分不超过 48 小时,一般用的是头孢一代、二代抗生素,如果对头孢过敏,可酌情选择其他类型抗生素。

(3)抗血栓药:人工髋关节置换手术后需要常规预防血栓,如果没有特殊情况,用药 5 周。选用的药物有低分子肝素皮下注射、X 因子抑制剂、拜阿司匹林等,一些原本就使用华法林、拜阿司匹林、氯吡格雷等抗血栓和抗血小板药物者,也可逐步过渡到自己的药物。

(4)其他对症支持的药物:如胃黏膜保护剂、促红细胞生成素、铁剂、化痰药等,则根据患者的病情选择使用。

▶ 106. 人工髋关节置换手术后如何管理

人工髋关节置换术后管理分为医务人员对患者的管理和出院后家庭、社区、患者的自我管理,两者都很重要,缺一不可。

一般手术完成后,视患者的恢复情况需要住院一段时间,在这段时间如何进行康复训练,让患者尽快恢复正常生活很重要。对所有的外科手术来说,患者结束手术和麻醉,回到病房后,医生和护士首先要观察患者的心搏、血压、呼吸等生命体征,确保各项指标在正常范围。一些手术后的病情变化,从这些指标的变化就可以早期发现。有一些患者身上还带了引流管,把手术区域的渗血、渗液引出体外,通过观察引流液的情况来监测手术区是否有异常。如果留置了导尿管,等排尿功能恢复后尽快拔除。此外,一些患者术前使用的药物也要根据具体情况尽快恢复。

需要澄清的一点是,加速康复指的是在整个围手术期采用各种综合的措施来减少手术对机体的不利影响,提高患者的舒适度,从而加快术后康复的节奏,加速康复意味着一整套的综合的标准化的管理措施,而不仅仅是在手术后传统意义上的康复训练。所以,在加速康复管理中,人工髋关节置换手术后的措施还包括以下几个方面。

(1)疼痛和睡眠管理:手术结束后,等麻醉药效过后患者可能有不同程度的疼痛,因为关节置换手术不可避免要对肌肉、肌腱等组织进行切开、牵拉,还要截除一些骨头。虽然疼痛总体来说并不严重,但因为疼痛会增加患者的痛苦,影响患者的康复,甚至会造成血压、心率升高等不良反应,因此会常规给予患者不同类型的止痛措施,比如关闭切口后在切口周围再打一圈局麻药、使用止痛泵、口服或静脉使用止痛药等,一般都是几种类型的止痛措施一起用,称为多模式镇痛,以减少总体的不良反应发生率与严重程度。手术后的麻醉反应、疲劳感、虚弱感、焦虑、睡眠环境与家庭的差异等因素,必然会使睡眠受到不同程度的影响,需要给予合理的干预,以确保患者术后能够休息好,是对患者的重要术后管理措施。

(2)预防术后恶心呕吐:手术后恶心、呕吐也是比较常见的并发症,主要原因是一些麻醉药和止痛药的不良反应,其他包括低血压、贫血等,也会影响患者的自身感和康复。对于这些患者,我们也会给予减轻恶心呕吐的药物,积极地改善低血压和贫血。

(3)术后促进造血:现在人工髋关节置换手术的输血率已经很低,但是仍有一些患者出现不同程度的贫血，在营养指导和均衡膳食的基础上，会增加一些促进造血的药物，比如促红细胞生成素和铁剂等，加快贫血的恢复。红细胞再生需要一定时间，口服补铁可能需要 6～8 周才能达到最大疗效，但促红细胞生成素对骨髓血液的动员功能在用药后 5 天左右就可以发挥作用。因此，如果能够对轻度贫血的患者在手术前就开始用药，就可以极大降低术后贫血发生的概率和程度。

（4）预防下肢深静脉血栓：人工髋关节置换术后的患者，如无特殊禁忌，都要给予预防下肢深静脉血栓的措施，比如尽早恢复下肢活动和下地行走，使用弹力袜、足底静脉泵等物理预防措施。如果没有特殊情况，还应使用抗血栓的药物。目前医学界的共识是，抗血栓的药物需要使用到术后 5 周，也就是出院后还需要继续用药，这就需要患者按时、按量完成医嘱，如果用药期间有不舒服应该及时联系医生。

（5）康复锻炼：这是人工髋关节置换术后管理的重要措施。完整的康复锻炼应该从术前就开始。在手术前可以熟悉在床上翻身、吃饭、解便等，同时熟悉和练习如何进行肌肉训练、上下床等活动。在术后早期，等麻醉消退、下肢感觉和运动恢复后就可在床上进行大小腿肌肉等长收缩锻炼，逐步过渡到关节活动，为下地走路做准备。现在，对于无特殊情况的患者，国内多数的大医院都能够做到手术当天或者第一天下地行走，具体取决于患者的手术后反应、饮食、体能等情况。同时，日常生活中的注意事项也要对患者进行相应的指导，方便患者尽早回归正常生活。

▶ 107. 治疗类风湿关节炎的药物在关节置换手术前要调整吗

治疗类风湿关节炎的药物可以分为以下四类：非甾体类消炎止痛药、糖皮质激素、改善病情药物（DMARDs）以及生物制剂。在关节置换手术前对不同的药物需要有不同的应对策略。

（1）非甾体类消炎止痛药（NSAIDs）：这类药物主要通过抑制环氧化酶（COX），减少前列腺素合成从而起到消炎止痛作用，是治疗类风湿关节炎的首选药。常见的有非选择性 COX 抑制剂如阿司匹林、吲哚美辛、布洛芬、双氯芬酸、美洛昔康;选择性COX-2抑制剂如塞来昔布、依托考昔、艾瑞昔布等。阿司匹林等通过对COX-1的抑制来影响血小板的聚集,从而影响出血时间,因其抑制作用是不可逆的,故术前3～5天需要停止使用;如果患者有心脑血管疾病的高危因素,停用阿司匹林可能导致严重的后果,需要咨询心脑血管专家,并且停药时间越短越好,停药期间可以使用低分子肝素来替代抗凝。另一方面,目前也有越来越多的临床实践表明,阿司匹林停用与否对术中出血的影响并不像理论推导的那么大,可能的原因在于血小板只是出凝血系统的一个方面,还有许多其他的机制在共同管理这一复杂的系统。目前对于阿司匹林术前停药时间的具体操作有相当的灵活性。传统NSAIDs药物如双氯芬酸、布洛芬等对血小板聚集的影响与阿司匹林相似,目前并不强调术前必须停药;COX-2选择性抑制剂如塞来昔布等,不影响血小板聚集功能,不会引起出血风险,可以在术前继续使用。

(2)糖皮质激素类药物:这类药物可以减轻临床症状,在急性发作期伴有发热、多关节肿痛、用NSAIDs无效的患者或伴有严重关节外表现的患者中,可适当使用,但有引起水钠潴留等血流动力学的不稳定或者感染的风险。常见的药物如泼尼松、甲泼尼龙、地塞米松等,长期应用外源性激素的风险在于肾上腺皮质自身分泌激素的能力被抑制,导致其在手术等需要自身应激反应提升的情况时失去反应能力,仍然需要外源性激素的保护,以防止出现肾上腺皮质危象。目前临床推荐的常规做法是,对于2年内曾经使用过激素的患者,在围手术期可继续维持当前的口服剂量,手术前一天至术后两天另外静脉给予氢化可的松50～75毫克或甲强龙10～15毫克,手术当天停用口服激素,术后第1天开始恢复术前常规口服量。

(3)改善病情药物(DMARDs):因为这类药物起效较慢,一般需要3～6个月,故又叫慢作用药物,这类药物具有不同的作用机制,可以改善患者的症状,降低血沉,延缓关节软骨的破坏。这类药物一般分为抗疟药(如磷酸氯喹和羟氯喹)、柳氮磺胺吡啶、青霉胺、金制剂、甲氨蝶呤、来氟米特、硫唑嘌呤、环磷酰胺、环孢素、雷公藤等。这些药物有不同的不良反应,需要定期抽血实验室检查,已有足够证据证实甲氨蝶呤在围手术期持续应用是安全且有效的,在围手术期无须减量,可以持续应用。来氟米特、羟氯喹在围手术期也不需要停止用药。硫唑嘌呤、柳氮磺胺吡啶在术前 1 天、手术当天及术后 3 天停药。

（4）生物制剂：这类药物主要是通过抗炎性细胞因子或是抑制免疫细胞减少细胞因子的形成而发挥作用。常见的药物有英夫利昔单抗、依那西普、阿达木单抗、IL-1 受体拮抗剂、利妥昔单抗等。这类药物有可能增加感染风险或延迟伤口愈合，目前缺乏前瞻性的、随机、双盲、对照的研究，建议术前停药 4~5 个药物半衰期，并于术后伤口愈合及排除感染后重新开始应用，一般至少术后 14 天再开始恢复生物制剂的使用。

▶ 108. 股骨头坏死有哪些手术治疗方法

股骨头坏死的手术治疗方式主要有以下几种。

（1）保头治疗：包括髓芯减压术、不带血管的骨移植术、截骨术、带血管的自体骨移植术等。

（2）人工股骨头表面置换术或全髋关节表面置换：可去除较少的骨量，适用于股骨头仍有较好骨质的年轻患者，其优点在于可以保留骨量，且股骨头直径较大，术后本体感觉更好，活动范围更大。由于需要最大限度地保留骨量，全髋关节表面置换的假体厚度受到极大限制，只有金属材料才能符合其对强度与延展性两方面的要求。但是，金属对金属摩擦所产生的金属磨屑对骨组织和软组织都会产生严重的溶解反应，成为其最大缺点，而金属离子的长期致癌风险亦始终令人担心。表面置换手术曾经在 2000 年前后风靡世界，到 2008 年达到顶峰，其后因其不良反应而进入谷底，退出主流技术行列，目前仅仅只有极少数的医疗机构仍在开展探索性研究。

（3）单极或双极人工股骨头置换：即半髋关节置换，适用于身体情况较差、活动要求低下、预期寿命较短的患者，对于高龄与超高龄的患者，评估其日常活动状况、髋部骨质疏松情况、寿命长短预期等因素，可以进行单极或双极人工股骨头置换术。股骨头坏死的患者大多年龄相对较轻，很少有适合进行半髋置换的情况。

（4）全髋关节置换：对于保守治疗效果不佳、不适合进行保头治疗的股骨头塌陷大于 2 毫米以上（ARCO 分期：3C 期/4 期）、关节功能严重丧失或者中度以上疼痛的患者，或者不适合/不愿意尝试保头手术的不确定结果的患者，应选择人工全髋关节置换术。优点是手术简单、术后恢复快、功能疗效好、长期结果优异。近 20 年来，三个方面的巨大技术进步，与更大程度地提升了上述优势，使得全髋关节置换手术日益推广与普及，特别是在我国还伴随经济与社会的快速发展，使得该类手术的数量以 30％的年度增长率迅猛发展。三大技术进步包括：① 新型假体摩擦界面材料，如第四代陶瓷、表面陶瓷化金属、高碳金属、超高交联聚乙烯，这些新材料之间的相互配合，特别是陶瓷对陶瓷的配合，极大地增强了材料的耐磨性能，而且其磨损碎屑几乎不会引起人体反应，解决了骨溶解问题。② 假体的外形设计与金属表面微孔结构和涂层更利于骨小梁结构的长入，这种可以使假体在骨组织内获得长治久安的技术被称为生物稳定，相比更为复杂的骨水泥技术更有利于手术的大范围推广。③ 微创手术技术与加速康复管理规范的推广，使得患者的痛苦更少，恢复更好，极大程度改善了患者的围手术期体验。

▶ 109. 什么情况下可以做股骨头保头手术

　　股骨头坏死的治疗方法因人而异，治疗需要个体化，综合考量，如对预期寿命分析、活动量评估和影像学评估以及家庭经济心理评估等。从坏死面积上看，无临床症状、坏死区域位于非负重区、坏死面积＜15％者可保守治疗，定期复查；而无临床症状、坏死区域位于负重区、坏死体积＞30％者应积极治疗，不应等待症状出现，应选择用髓芯减压术或非手术治疗手段。从股骨头坏死分期上看，1、2 期有症状或坏死面积 15％～30％者，应积极行下肢牵引及药物等非手术治疗，可采用髓芯减压术；2C 期可采用带或不带血运的骨移植术、截骨术；3 期早期、3 期晚期采用带血运自体骨移植术。从年龄上看，青壮年患者活动量较大，应选择既能保头又不会对将来关节置换造成不利影响的治疗方案；中年患者若处于较早期阶段（无塌陷）应尽最大努力保留股骨头，都应选择髓芯减压术、带或不带血运的骨移植术；若中年患者处于中晚期，则应结合患者主观愿望及技术条件选择保留股骨头的治疗方案。

简单来说,无症状的股骨头坏死可以选择非手术治疗,积极随访观察;有疼痛症状、股骨头塌陷在 2 毫米以内、能够承受较长康复周期、经济代价以及失败可能的患者,可以尝试保头手术;否则的话,建议首选人工髋关节置换手术。

▶ 110. 股骨头保头手术有哪些种类

(1)髓芯减压术:可分为细针钻孔减压术和粗通道髓芯减压术。适用于年轻、无肥胖、未使用过激素、股骨头未塌陷的股骨头坏死 1、2 期患者。手术开展时间较长,疗效较肯定。其机制是通过钻孔降低股骨头内髓腔骨内压,促进坏死区的再血管化和活力新生骨的再生,以及术后半年的患肢休息,通常前三个月需要完全不负重,后三个月可以部分负重。近年来,单纯的粗通道髓芯减压术较少进行,为防止减压孔径大,造成医源性塌陷,多采取多枚小孔径股骨头减压术。

粗通道髓芯减压术常联合植骨填充手术,填充材料可以是骨髓抽取物、骨髓来源的单个核细胞和体外培养的骨髓间充质干细胞移植、自体骨、同种异体骨、人工骨等不同材料,成功率均相类似,决定因素仍然在于原发病因、塌陷程度、受累面积以及是否位于负重区。

(2)不带血运骨移植术:包括经股骨转子减压植骨术、股骨头"活板门"减压植骨术、经股骨头颈"电灯泡"减压植骨术。彻底清除骨坏死区域,植骨方法包括压紧植骨、支撑植骨等,植骨材料包括自体皮质骨和松质骨、脱矿化的骨基质、同种异体骨、骨替代材料如磷酸钙等。通过植骨不仅填补空腔,还可以起到临时的支撑作用,并通过骨诱导、骨形成促进新骨的生成。适用于 2C 期的股骨头坏死。

(3)截骨术:通过内翻、外翻截骨或经转子间旋转截骨等方式使股骨头坏死区域移出髋关节负重区,使未坏死的股骨头区域旋转至髋关节负重区。并未改变股骨头坏死的病理过程,但是可以缓解髋部疼痛、改善髋关节功能,推迟进行全髋关节置换手术的时间,适用于 2C 期的年轻股骨头坏死患者。据报道,主要在日本开展较多,在美国并不被广泛使用。

（4）带血运自体骨移植术:分为髋周带血管蒂骨瓣移植及吻合血管腓骨移植。适用于2C期、3期早期的患者。

1）髋周带血管蒂骨瓣移植:通过将原本不是股骨头血供来源的血管蒂骨瓣,转运至股骨头坏死病灶区,从而改善股骨头内的血液循环,促进骨形成。最常采用的血管是旋股外侧动脉和旋髂深动脉。手术创伤小、不需行血管吻合、手术方法容易掌握并且疗效确切,为增加股骨头内的强力支撑,防止塌陷,可联合植入支撑材料,避免术后股骨头塌陷,中短期疗效较好。

2）吻合血管腓骨移植:既提供了骨性力学支撑,保持股骨头结构的完整性,延迟或预防股骨头塌陷,又有改善股骨头血液循环、促进骨诱导和骨生成的作用。缺点是需要在小腿部另作手术取材,身体代价较大,而且在显微外科吻合血管技术日渐式微的今天,手术难度相对较大。

▶ 111. 强直性脊柱炎累及髋关节可以手术吗

强直性脊柱炎的常见症状为腰骶部疼痛,逐渐出现腰部活动度受限并伴有僵硬感,晚期可累及四肢大关节尤其髋关节,引起关节融合、关节强直,关节固定在非功能位,严重影响到患者的关节功能。对于累及髋关节的强直性脊柱炎患者,治疗上主要采用人工全髋关节置换术。髋关节强直后周围关节囊韧带挛缩,关节周围肌肉失用性萎缩,随着病程越长,萎缩及挛缩程度越严重,手术难度也越大,术后髋关节功能恢复也就越困难。疾病早期和晚期的手术效果有显著差异。疾病早期进行人工全髋关节置换术有利于最大限度地恢复功能和减轻疼痛,避免关节周围组织进一步挛缩,手术治疗效果良好,年轻患者术后往往可以较快恢复日常工作和生活。一般认为患者20岁以后,髋关节 Harris 评分在50分以下可考虑手术,且疾病处于活动期、血清指标轻度偏高并不是手术的禁忌证,但血清指标严重偏高者一般须进一步控制后方可手术。

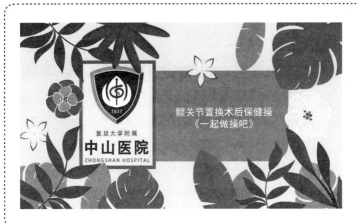

髋关节置换术后保健操
《一起做操吧》

扫码观看视频

关于关节疾病手术治疗，你还需要知道这些

▶ **112. 为什么股骨颈骨折有的要做内固定，有的要换关节**

股骨颈骨折主要发生在老年人中，轻微的跌倒等低能量损伤就可以导致股骨颈骨折，其本质是基于内在骨质疏松的病理性骨折。年轻人的股骨颈骨折损伤多为高能量损伤，如车祸、高处坠落等，常是关节囊内骨折，对股骨头的血供影响比较大。

股骨颈按骨折线位置分型分为：头下型、经颈型、基底型。按 Garden 分型分为：Ⅰ、Ⅱ、Ⅲ、Ⅳ型。Ⅰ型：不完全骨折；Ⅱ型：完全骨折，无移位；Ⅲ型：完全骨折，部分移位；Ⅳ型：完全骨折，完全移位。头下型或Ⅳ型患者，股骨头的坏死率较高。对于股骨颈骨折，需要充分评估患者年龄、骨折类型、受伤机制、预期骨不愈合或骨坏死的风险来决定治疗方法。目前，我国卫生部的临床路径规定，对于 65 岁以下的股骨颈骨折患者，无论其移位与否、移位程度如何，都应采取内固定手术治疗，但并未强调手术时机。而众多的国际指南则指出，股骨颈骨折后如果采用内固定手术，应尽早进行，以减少股骨头缺血时间，并应于术中进行关节囊内的减压。而对于 65 岁以上的 Garden Ⅲ型与Ⅳ型骨折患者，由于内固定治疗的坏死率很高，导致二次手术概率很高，通常建议直接行人工髋关节置换手术；65 岁以上的 Garden Ⅰ型与Ⅱ型骨折患者，则仍然须行内固定手术。但是，也有较多的文献证据表明，对于 60～65 岁之间的移

位型骨折以及 75 岁以上的非移位型股骨颈骨折患者而言,直接进行人工关节置换手术可能是有益的。

▶ 113. 人工关节置换手术效果可维持多久

人工髋、膝关节置换术目前是一个很成熟的手术,出血少,手术时间短,优良率很高,远期假体生存率优良。通常,15 年的假体生存率在 85%～95% 之间,20 年的假体生存率在 80%～90% 之间,而且这些数据来源于 15～20 年之前的手术,以目前的手术技术、假体设计以及新材料的广泛应用,应该可以取得更好的远期效果。另一方面,目前通过人工髋、膝关节置换术的加速康复围术期管理模式,明显加速了人工关节手术后的康复进程,一般手术当天或者次日即可下地站立活动,术后疼痛控制良好,恢复良好。目前,很多医院都逐渐尝试在日间病房手术,手术后第一天或第二天即可出院。所以人工关节置换并不可怕。

▶ 114. 做了人工关节置换多久可以下地走路

不管是人工髋关节或是膝关节,生物型的或是骨水泥型的人工髋关节,初次人工关节置换手术后一般在麻醉清醒、体力恢复时即可下地行走。而对于麻醉反应严重、严重骨质疏松、体能虚弱、高龄或者超高龄的患者,需要根据相应情况进行针对性的处理,其行走时间会相应延迟。复杂的初次置换手术以及翻修手术同样需视手术情况而定。对于髋关节,根据不同的手术切口入路有不同的注意事项,如采取后外侧入路的患者,需要注意行走姿势,避免双腿交叉行走或体位(即人工髋关节做屈曲内收内旋动作),防止人工髋关节后脱位;采用直接前方入路的手术,通常无须规避任何动作或者体位,待力量感恢复时,即可进行正常的日常生活与工作活动,因此其早期恢复相对更快。

▶ 115. 为什么做完关节置换后还要用抗血栓药

因为静脉血栓栓塞症是关节置换术后发生率相对较高的并发症。静脉血栓栓塞症包括深静脉血栓和肺动脉血栓栓塞症。一旦发生血栓形成，最严重者可能导致死亡。预防使用抗血栓药的目的是降低静脉血栓栓塞症的发生率、病死率，减轻患者痛苦，降低医疗费用支出。采取预防抗栓治疗后，我国的人工全髋关节置换术后深静脉血栓发生率由 20.6％～47.1％降低至 2.4％～6.49％，人工全膝关节置换术后深静脉血栓发生率由 30.8％～58.2％降低至 3.19％。事实证明，预防抗血栓治疗有利于患者。常见的抗血栓药有：低分子肝素、磺达肝葵钠、阿哌沙班、利伐沙班。对施行人工髋、膝关节置换手术的患者，药物预防时间为 10～14 天，而人工全髋术后患者因血栓的风险较高，建议延长至 35 天。

▶ 116. 关节置换手术后下肢皮肤为什么会出现淤青和瘀斑

髋膝关节置换手术后，有很少一部分的患者下肢皮肤会出现或多或少的瘀斑，出现的时间大多在手术后 2～3 天至 6～7 天时，轻微的患者只在皮肤下面有隐约可见的少许青紫斑点，严重的患者呈现为大面积的连片淤青。这种现象的总体发生率不高，在关节外科专业被称为"小出血"事件，其成因与以下几个方面有关：① 骨髓创面不易止血，难免会有渗血，同时切口经过的肌肉、皮下软组织也会有少量渗血。② 患者本身的凝血功能存在差异，有些患者术前长期使用抗凝药物也会有一定影响。西药的抗凝药物半衰期大多较短，术前也会用短效的替代抗凝方案，故其导致小出血事件的危险性其实并不大。但有些患者长期服用一些"活血化瘀"的中药或者中成药，其体内代谢的半衰期或者蓄积效应较长的话，小出血的风险就会比较高。③ 许多医院和医生在做膝关节置换手术时，会在大腿上采用"气囊止血带"来帮助手术止血，在手术的过程中，整个肢体是处于缺血的状态下的，但当手术结束，松开气囊止血带的时候，肢体重新恢复血供时，会产生一种轻微的"缺血再灌注损伤"，会在一定程度上增加毛细血管渗血的风险。相反，"非气囊止血带技术"是可以免除缺血再灌注损伤的，但对手术与麻醉团队有更高的要求，目前只有较少的医院和团队采用这一技术。④ 在髋膝关节置换手术以后，为了预防下肢深静脉血栓形成，术后会常规使用抗凝药物，也会增加创面渗血的风险，尤其当叠加缺血再灌注损伤时，小出血的发生率会更大一些。

小出血事件通常出血量很少，持续时间很短，很快会被吸收。深部的少量出血和渗血被吸收的过程并不能被患者感知，但是皮下的出血和渗血就会表现为青紫和瘀斑。除了皮肤难看，增加患者的心理负担之外，通常没有不良的后果，过几天就会自然吸收消失。而且，绝大多数的患者向医生报告的时候，瘀斑都已经呈暗红甚至深黑色了，说明这是几天前出的血，现在已经停止出血，而且快要被吸收消失了，一般只需要安慰性地停用两到三天的抗凝药就可以了，不需要其他的特殊处理。

▶ 117. 关节置换手术后下肢肿胀是怎么回事

髋、膝关节置换手术后一些患者会发现下肢出现肿胀，有的还比较明显，下地活动后会加重，卧床休息一夜后能缓解。这是因为：① 髋关节、膝关节手术以后局部会因为手术创伤而产生肿胀，导致软组织内静脉压力上升，引起下肢的静脉、淋巴回流障碍，进一步加剧下肢的肿胀。② 当患者开始下地进行行走锻炼时，体内的血液、淋巴液因重力原因淤积于下肢远端，产生足背、小腿肿胀，严重时大腿亦会出现肿胀。夜间卧床休息时人体处于平卧位，下肢潴留的液体就会慢慢地随着静脉回流返回循环系统，所以通常晨起时肿胀就已经消退。

手术以后出现轻度的下肢肿胀是一种正常的术后反应，一般都能慢慢消退。下肢肌肉的主动伸缩活动可以促进静脉回流，因此手术以后尽早下地负重活动训练不仅有助于肌肉力量与平衡感的尽快恢复、减轻疼痛、树立信心，还有助于减少肿胀。可以进行下肢肌肉的收缩锻炼以及踝、膝关节的伸屈操练，促进下肢静脉的回流。当肿胀较明显时，可以采取平卧位，将下肢垫高，利用重力帮助下肢静脉、淋巴液回流，促进消肿，抬高的同时可以进行踝关节的伸屈活动训练，动作要缓慢而有力，可以每半小时持续活动 5~10 分钟。踝部的活动训练不仅可以促进消肿，还可以锻炼肌肉力量，因此多多益善。另外，还可以服用一些促进静脉回流药物帮助消肿。随着手术部位创伤性肿胀的逐步缓解，下肢肿胀也会逐渐消失。术后下肢穿专用的弹力袜也有助于减轻下肢肿胀,并减少深静脉血栓形成的风险。

需要注意的是,在膝关节置换术后,如果肿胀向上延伸到膝关节腔部位,则通常消退会比较慢。因此,在术后第一周内,我们不太主张过多地下地行走活动,如果发现膝关节部位有肿胀的趋势,就要减少坐起、站立与行走的活动,如果肿胀比较明显,就需要一周以上的卧床抬高患肢,只进行床上的屈伸膝关节与肌力训练,待肿胀完全消退以后方可再行下地锻炼。这种情况通常会出现在术后初期效果非常好的患者中,患者感觉没有明显疼痛,力量感与伸屈活动都很好,行走也没有明显不适,因此会过多锻炼,导致膝关节腔内积血积液。我们通常会限制这类患者过多活动。

如果肿胀消退缓慢,晨起后肿胀无明显缓解,或者下肢垫高后肿胀亦不能减轻,且越来越重,则需要高度怀疑下肢深静脉血栓形成,应该及时就医,进一步检查明确诊断,并采取合理处理措施。下肢深静脉血栓会导致下肢静脉堵塞,引起下肢静脉血流回流障碍,加重下肢肿胀。如果血栓脱落,还会随血流回流到肺部,造成肺血管的梗塞,引起一系列的肺部暴发性炎症反应,严重影响氧气交换的能力,有很高的死亡率。髋膝关节置换术后的下肢深静脉血栓形成的发生率其实挺高的,即使常规采用抗凝措施保护,也仍然有20%~30%的发生率,但是其中的绝大多数不会引起任何问题,患者没有任何不适,也不会发现。血栓脱落造成肺梗塞最终患者死亡的发生率在一万分之到十万分之一,概率极低,规范抗凝之后发生率更低,因此下肢人工关节置换手术仍然是一个非常安全的手术。少数有症状的患者在确诊下肢深静脉血栓形成后,通常的处理措施是减少活动、服用较长时间的抗凝药物,因为大静脉的大血栓反而不太会脱落。当然,每个患者的具体处理措施仍然需要专业团队综合判断。

▶ 118. 有高血压、糖尿病、心脏病等还能做人工关节置换吗

目前进行人工髋、膝关节置换术的主要是髋、膝关节退变性骨关节炎的患者,这类患者一般年纪都比较大,常合并有多种老年疾病,比较常见的有高血压、糖尿病、心脏病等内科疾病,这些疾病都不会妨碍患者进行关节置换手术。只要患者进行正规的内科治疗,合理用药,将血压、血糖控制在平稳水平,都能

安全地进行关节置换手术。

高血压患者住院后需将平时服用的降压药物名称告知主治医生和麻醉医生,部分降压药物在手术当日早晨需要停用,因为它们会影响手术中麻醉医生对患者血压的调控。手术后第一天即可恢复原药物使用。手术后因应激反应或疼痛刺激,可导致患者血压一过性升高,这是术后正常的反应,不必过度紧张,只要临时加用一些降压药物即可。

服用利血平类药物的患者必须要注意,该药通过耗竭血管内皮细胞中的肾上腺素来达到放松扩张血管而起降压作用,耗竭过程需要数周时间,因此其起效缓慢,停药后作用消退也非常缓慢。手术时在麻醉状态下,有引起持续低血压的风险,如果是择期手术,必须停药一个月以上;如果是急诊或者限期手术,必须及时了解,如实告知麻醉师,以采取相应措施。市售的利血平制剂以复方为多,有些药名中并不包含利血平字样,典型的如"北京降压 0 号""北京 0号""0 号"等,务必仔细了解其成分。利血平类药物虽然因不良反应较多而日益少用,但胜在价格便宜,因此在农村与偏远地区仍有较多应用。

糖尿病患者一般平时都口服降糖药物或皮下注射胰岛素控制血糖。术前应该继续使用原有药物控制血糖到合理水平,并保持血糖平稳。如果原先控制不佳的,应该要在内分泌科医生的协助下调整用药,一般建议控制到空腹血糖 10 毫摩尔/升以下时可以手术。手术后因应激反应一般会引起血糖轻度升高,这时需加大胰岛素或降糖药物的用量,部分口服降糖药物的患者需改用胰岛素注射降血糖。术后应激性升血糖反应一般在 3～5 天内会消退。

很多股骨颈骨折的高龄患者合并有糖尿病,骨折也会引起应激性血糖升高反应,最好能够控制到空腹血糖 12 毫摩尔/升以内时手术。但是,骨折后的疼痛与卧床会造成一系列的不良连锁反应,患者吃不好、喝不好、拉不好、睡不好,大大增加肺炎、褥疮、尿路感染、下肢深静脉血栓形成等并发症的风险,拖得时间越久,风险越大。因此,应该尽可能建立绿色通道,在 36～48 小时以内手术,血糖控制困难时可以在术中与术后用胰岛素泵连续定量滴注胰岛素,一般都能解决问题。

心脏病患者主要包括冠心病、心律失常、冠脉搭桥术后、心脏支架术后、瓣膜术后以及心功能下降等多种情况。通常来说,外科医生是无法处理好心脏情况的,因此必须要请心内科、心外科、麻醉科、监护室等相关科室会诊,有条件时,建立多学科团队共同处理是最佳的方案。视病情需要,术前可以进行心电图、24小时持续心电监测(Holter)、心超、心肌酶谱、胸片、胸部CT、肺功能等辅助检查,再经各科会诊讨论,评估手术风险,作出最终决策。每个医院的团队能力不同,掌握的分寸会有很大差别,轻症的患者仅需简单处理,中重症的患者则最好要寻找综合能力强大的医院与团队来处理。

许多心脏病患者会服用一些抗血小板或抗凝药物,如氯吡格雷、阿司匹林、华法林等。术前需根据不同的用药情况进行调整,并用半衰期短的低分子肝素进行替代。在手术时机的选择上,一般建议在心梗、支架、搭桥术后满一年,抗血小板药由双抗减为单抗时进行为佳,当有特殊情况必须提前进行关节外科手术时,必须谨慎把握,严格多科协作。

关节外科医生是多学科团队的主导者,需要从全局进行把握,在多科协作的前提下,对于内科情况复杂的患者,如果能够有效结合加速康复的管理原则与要求,会给整体安全性带来额外好处。在加速康复管理模式下,多学科团队会在术前进行血液、营养、疼痛、饮食、睡眠、肺功能、抗凝等各个模块优化管理,调整患者机体到最佳状态,手术当天不让患者饿肚子,在术中追求少创、微创、快速标准化手术,麻醉科会优化麻醉管理,采用非吸入麻醉、限制性输液、控制性降压等一系列措施,降低麻醉反应。总之,加速康复模式采取的是提前优化、提前防范的策略,通过优化各项管理措施的方法,将手术所致的创伤应激反应降到最低程度,减少术后反应程度与并发症发生率,再加上术后的多学科团队协作,为患者术后的顺利、快速、舒适的康复提供保障。

▶ 119. 有心梗、脑梗病史还能做人工关节置换吗

心梗患者在急性发作时,需立即接受及时、正规的心内科治疗,通常需要在心梗发作的12小时以内进行冠脉支架植入术,以恢复心肌的血供。对于因延滞抢救时间无法植入支架的患者,则只能通过休息、药物等措施待其自行修复心脏功能。无论是否植入支架,心梗后通常需要双联用药进行抗血小板治疗一年。因此,人工关节置换等非心脏手术一般要等待一年后,待双抗改为单

抗时,再结合心功能状态评估手术风险与可行性,若手术可行,则还需要在围手术期替代抗凝。

脑梗死患者在梗死后 4 周内属于急性期,是神经内科治疗的黄金窗口期。患病后 4 周至 3 个月内,属于脑梗死恢复期,需要后续的神经内科用药。根据脑梗死的部位、面积和临床症状的不同,可以把病情分为不同的严重程度。就抗血小板治疗而言,轻症的患者只需单用阿司匹林,重症的患者需要同时用阿司匹林和氯吡格雷,也就是"双抗",双抗的时间亦需根据病情况决定,短者 3 周,长者 3 个月。

因此,对于有指征需要进行择期外科手术的患者,比如肿瘤手术或者人工髋膝关节置换手术,至少需要等待 3 个月,进行抗血小板、调脂、稳定斑块以及康复治疗,待病情稳定后才能进行,术前还要进行综合多学科评估手术风险,以防术后再发脑梗。肿瘤性的手术多为限期手术,在符合条件的患者中,需要尽早手术;而人工关节置换手术通常不必如此急迫,可以到 6 个月以后再手术,相对更为安全。当然,在围手术期同样需要暂停抗血小板治疗,改为短半衰期的低分子肝素替代抗凝。

第七讲

康复保健

时刻呵护自己的关节

髋膝关节的日常保养

■
■
■
■

▶ **120. 得了下肢关节病,还能不能爬楼梯**

爬楼梯属于负重运动,向上爬时,膝盖负担的重量会瞬间增加到 4 倍左右,而且速度越快,膝盖的压力就越大。爬楼梯时膝盖还要前后移动、侧向扭转,对半月板等关节软组织也会造成磨损加重。因此,爬楼梯这项运动会加重下肢关节病的进程。关节外科医生推荐,膝关节不好时,应尽量坐电梯或居住低楼层住房,或借助手杖辅助爬楼,并注意不要背、提重物。当然,完全不爬楼梯也是不现实的,实际生活中难免要上下几级台阶,如果不诱发关节痛也不会有太大问题,但要学会"偷懒",减少爬楼的频率,遇到难以避免的少量台阶与楼梯时,也要尽量减慢速度,减少次数,并辅以其他肢体的力量。

▶ **121. 下肢关节病患者有哪些合理锻炼方法**

科学合理的锻炼不仅能增加下肢关节患者的肌肉力量,防止肌肉萎缩、保持心肺功能,还可以延缓关节退变的进展。关节的运动不能用日常活动替代,同时应遵循以下原则:

(1)规律活动。应保持每天的活动量和频次,活动时间可以根据关节的疼痛或舒适度适当调整。

（2）非负重关节运动。可以在坐位活动膝关节、踝关节，卧位活动髋关节，进行关节活动范围内的锻炼，尽量恢复关节的最大活动范围，以不导致关节疼痛为宜。

（3）耐力锻炼。走路、游泳、水中运动或骑自行车是最常用的，在运动同时不增加关节的压力。

（4）避免损伤关节的运动，如反复"蹲起"、爬山、搬运重物和爬楼梯等。

▶ 122. 保暖对关节有哪些影响

寒冷会引起关节附近肌肉、滑膜和血管神经的刺激，引起关节不适甚至肌肉僵硬，影响关节功能。尽管目前没有足够循证医学文献证据提示保暖对延缓关节退变等疾病进展有明确作用，但对大部分人而言，避免关节吹风、受凉，对于改善关节感受（尤其是膝关节）还是很有必要的。

夏天的时候，室外会很炎热，室内则因为电扇和空调的普及，较为凉爽。在室内的时候，老人应该尽量不要穿短裤或者裙子，避免将膝关节直接暴露在温度较低的空气中或者让膝关节直接被冷风吹到。如果因为着装需要，或者就是想在夏天"任性短打"，那么可以用较厚的丝袜保护踝关节与膝关节，坐着不动时可以用毛巾或者小毯子把敏感的关节盖起来保护好。

冬天的时候，室外会比较冷，这时在室外的保暖变得十分重要。无论是否穿秋裤、棉毛裤，如果觉得双膝酸软，不妨加穿一对保暖型护膝。如果需要骑车，也应该做好防护，避免关节遭受寒风的直击。特别是电动车和摩托车，因为速度较快，长期骑行后对膝关节影响最大。其次是上肢各关节，各种防风遮挡的护膝对膝部有一定的保护作用，但是长期使用后的慢性累积效应仍然不容忽视。自行车车速较慢，而且全身都处于运动状态，对关节几乎不存在伤害，因此，如非必要，建议选用自行车，尽量避免电动车与摩托车。此外，天冷的时候使用保暖型护膝，或者用暖宝宝、热水袋等也是不错的方法。

在工作或是做家务的时候，有人经常会因为各种原因使用冷水，长此以往，易致双手酸胀不适。所以，需要特别强调手部保暖的重要性，对于有手部关节症状的患者，建议所有的洗漱都要用温水或者热水。

在参加游泳、跑步等运动的时候，同样会遇到保暖的问题。运动本身会使得人体产热加快，此时关节部位热量的产生不会落后于散发，因此不用非常强调保暖，但在运动开始之前，一定要注意做好充足的热身运动。当然，对膝关节要求较高的运动，如跑步、爬山、打拳以及各种球类运动等，建议佩戴运动型护膝，保护关节稳定性的同时也能起到一定保暖作用，也是非常好的措施。

总之，保暖对于日常生活中避免关节刺激、改善人体舒适有一定作用，值得大家关注。

▶ 123. 关节病患者都需要减肥吗

每个人都有自己的最佳体重范围，可以用体重质量指数（BMI）来衡量。BMI 的计算方法为：BMI ＝ 体重（千克）/身高（米）^{2}。亚洲人的标准是：BMI＞24 时属于超重，BMI＞28 时属于肥胖。另一种更为简单的计算方法是：男性的标准体重＝［身高（厘米）－105］±5（千克），女性的标准体重＝［身高（厘米）－110］±5（千克）。例如，身高 175 厘米的男性，其最高体重应该控制在 75 千克以下，身高 160 厘米的女性，其最高体重应该控制在 55 千克以下。对于中老人而言，体重的控制对于下肢关节的保护至关重要，也是关节炎自我管理的重要一环。体重下降 5％会对关节有明显的益处，但由于患者的运动能力受限，因此饮食控制也是重要的减肥途径。

比如，一种专业、有效的快速控制饮食的方法可以是以下这样的。

（1）控制目标：1 年半内降低 10％～15％的体重。

（2）控制方法：每日 2 次瘦身奶昔代餐，第 3 餐进食能量控制在 500～750 千卡，低脂、多蔬菜。定期调整比例。初期每日配餐目标是当日能量净消耗 800～1 000 千卡，摄入能量的 15％～20％来自蛋白质，脂肪来源能量低于 30％，碳水化合物来源能量 45％～60％。随着饮食控制计划的进行，适当减少代餐顿数，每 2 周随访体重变化。

有没有看上去很复杂？精准高效的饮食控制需要一定营养学的知识，并需要定期计算和调整，自己在家比较难以完成。不过，归根结底，饮食控制的核心思想不外乎限制热量的摄入，同时搭配好各种营养元素的摄入。

简单有效的控制饮食方法也可以是这样的：① 脂肪含量高的尽量少吃，如禽类的皮、肥肉、油炸食品等；② 多吃蔬菜；③ 优质高蛋白饮食，如牛肉、羊肉、禽类蛋白、河海鲜等；④ 甜的食品要控制，这当中也包括米饭和水果；⑤ 零食、垃圾食品尽量少吃、最好不要吃。

最后，要提醒的是，减肥计划的制订可以因人而异，在很大程度上，减肥是一个心理与管理问题，无论是短期计划还是长期计划，最终还是要落实在"管住嘴"这个环节上，千万不能有"不成功便成仁"的想法。即使偶尔管不住嘴了也不要放弃，请把它当作每天普普通通的日常生活，并持续下去。

▶ 124. 关节病患者如何正确使用手杖、肘杖、腋杖与轮椅

手杖、肘杖、腋杖和轮椅，这些都是帮助人们行走活动的常用工具。如何结合自己的情况进行选择，其中小有窍门。

● 不同类型助步工具特点的比较

	形 式	助力对象	协助锻炼	使用便捷
手杖	单根	单侧下肢	几乎没有	简单
肘杖	两根	双侧下肢	双侧下肢	简单
腋杖	两根	双侧下肢	双侧下肢	稍有困难
轮椅	整体	双侧下肢	几乎没有	困难

手杖是我们经常见到老年人使用的助步工具。手杖具有以下特点：① 以单根的形式使用，步行时患者仍需要靠自己双下肢的关节和力量，因此使用手杖的意义更多地在于对上半身姿势的维持；② 可以减轻一侧下肢的负担，只有更换执杖手才能减轻另一侧下肢的负担，故不能同时为双下肢减负；③ 支撑点位于手部和前臂，活动较为灵活，使用起来较为方便；④ 由于使用极为方便，对于年迈又记性不好的患者，容易发生遗失；⑤ 近来，有些手杖带有折叠式座椅的设计，为经常需要找地方坐下休息的人额外提供了一些便利。

肘杖和腋杖都是结合双侧上肢使用的器械，通过上肢的力量，使用者可以减轻下肢的负担，也可帮助进行下肢力量训练。肘杖和腋杖之间也有一定区

骨健康必听必看：髋膝关节病那些事儿

别：① 腋杖的支点相比肘杖要高出约 60％，使得使用腋杖活动需要更大的力量和动作幅度，不仅对步行而且对上下楼梯也有较为明显的影响，更有研究发现，使用腋杖可能比使用肘杖时心搏加快 20％，可能对心血管系统造成额外负担；② 腋杖较长，储藏和携带更困难一些；③ 腋杖对于初学者更为友好，对上肢力量要求不高，但相应的结果是使用者上半身的姿势控制会受到影响，身体重量过于依靠腋窝处支撑，容易引起腋下皮肤的损伤，甚至神经血管的压迫，导致上肢功能障碍；④ 肘杖对长期使用者特别友好，因为尽管学习曲线较长，对使用方法掌握的要求较高，但当使用者获得足够经验后，肘杖使用更为便捷，能够配合各种身体姿势，帮助使用者出行。

轮椅也是我们经常看到的助步工具。轮椅可以帮助使用者避免因下肢疾病而不能出行的问题，但是起不到锻炼下肢的目的。普通的轮椅需要陪同人员推行，或者患者自行转动轮子移动，移动时限于在一个平面或必须借助电梯，因此在使用上相比前面几种拐杖更不方便。电动轮椅可以由使用者自己操作，其实是一辆小型的电瓶车，作用与轮椅相似，价格较为昂贵，维护要求非常高。

最终，助步装置的选择，要从自身需求和锻炼目的出发，结合自己的生活习惯和能力，综合考虑决定。

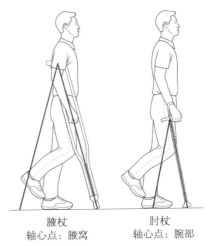

腋杖
轴心点：腋窝

肘杖
轴心点：腕部

不同类型的助步装置

▶ 125. 关节病患者如果失去行走能力会有哪些危害

关节外科医生的任务与职责，是采用各种方法，帮助患者维持活动能力，提高生活质量。其中，走路就是一项非常重要的日常活动，它与患者的全身健康息息相关。

不走路造成的影响，首先是身体的综合机能下降。行走与活动能力的下降，会明显影响肌肉力量、体能体力、协调平衡能力、反应速度等肌肉骨骼系统的能力，继而影响心、肺、脑等内脏器官的功能。长期依赖轮椅或者卧床不起者，会使得关节僵硬、疼痛加重，同时还会带来诸多并发症，如皮肤褥疮甚至溃烂、误吸导致肺炎、尿路感染、废用性肌萎缩、心脏等器官的功能衰竭、下肢静脉血栓甚至致命性的肺栓塞等。这些都是不走路可能造成的结果，并且会恶性循环，使得以后更加难以活动，严重影响生活质量，最终影响寿命。

其次是心智健康。尽管随着科技进步，手机、视频拉近了人与人之间的距离，但出门社交仍然是人类必不可少的活动之一。不走路的结果便是社交活动的减少，尤其在大于 60 岁的老年人群中，独处容易引发一系列神经和心理问题，包括焦虑、抑郁、自我伤害、药物滥用、酗酒等，同时也不利于老年性痴呆的预防。心智状态的改变同样也会反过来加重行走障碍。

第三是社会健康。不能自行走路使得陪伴和照顾的需求增加，加重了对家庭和社会负担。随着我国社会向老龄化方向进一步发展，这些社会资源一定会越来越紧缺。

解决这些问题其实很简单，只需要坦然面对病患对自己的影响、积极面对生活、合理寻求医疗、家庭与社会帮助，通过各种治疗手段，包括康复锻炼、药物治疗以及手术治疗，恢复或者维持行走活动的能力。

▶ 126. 髋膝关节如何日常保养

髋膝关节骨性关节炎是一种随年龄增长而发生的退行性关节病变，如果在年轻时注意关节保养，将会延缓关节退变发生的时间，能让我们享受更多健康关节所带来的美好时光。健康髋膝关节日常保养的内容一般包括以下几个方面。

（1）控制体重：身体的重量越大，髋膝关节所承受的压力也就越大，磨损的速度也更快。建议体重指数（BMI）超过 24 时应减轻体重。BMI 计算方法为：BMI＝体重（千克）/身高（米^2）。WTO 建议健康的 BMI 为 18.5～23.9，亚洲人为 18.5～22.9。中国人体重指数大于 24 为超重，大于 30 为肥胖。

（2）避免关节大负荷活动：避免反复下蹲动作，或长期下蹲，避免爬山或过多上下楼梯。同样也要避免如冲撞、深蹲的运动，这些运动会给关节带来巨大的压力,登山、爬楼梯会对髋股关节带来很大的压力。

（3）坚持适度合理的运动：关节经常运动,能让关节软骨受到适当的刺激,促进新陈代谢,这样关节滑液才能在关节内到处流动,起到润滑和营养关节的作用。相反,如果长期不运动,关节周围的肌肉会逐渐萎缩,久而久之,关节失去了肌肉的保护,损伤的概率就会加大。

关节健康的人群,可以进行任何喜爱的运动项目,但是如果因年龄增长出现关节的不适症状时,就需要调整运动方式甚至项目了。可以进行对髋膝关节比较安全的运动并坚持下去,如游泳、骑自行车或快步走等。运动中若感到不适,要立即停止下来,不要勉强。了解自己的极限,循序渐进,量力而行,运动前充分热身,运动后合理放松恢复。

（4）锻炼下肢肌肉力量：股四头肌是人类大腿最重要的肌肉群,它不但负责我们走路、上下楼梯、蹲起等动作的主要力量,还负责我们膝关节的稳定性。每天抬腿可以很好地锻炼股四头肌,保持膝关节弹性,促进新陈代谢,有效保护膝关节。

股四头肌锻炼方法如下：坐在椅子上,膝关节伸直,同时勾住脚尖,用力使整条腿绷直并保持水平状态,每次坚持 10 秒钟,然后放松 10 秒钟,上午 30次,下午 30 次。当然,具体的频度、次数可以因人而异,灵活把握。

也有很多其他的锻炼方法,不仅锻炼股四头肌,而且还要注重其他肌群以及全身的力量、平衡与协调能力。单足站立、靠墙半蹲、马步、站桩等都可以增强下肢力量,广播体操、八段锦、五禽戏、太极拳等则有助于全身锻炼。总的原则是要找到自己所爱,循序渐进,长期坚持。

（5）避免久坐：长时间坐着不动,会使肌肉松弛,缺乏力量,会使关节疼痛加重。每个人都需要找到一种自己喜爱的运动项目,学习其技术、诀窍以避免受伤,定期规律运动,并长期坚持。

（6）避免跌倒：老年人的力量、平衡、反应能力都会逐渐下降,成为跌倒的诱因,骨质量下降则成为跌倒后骨折的内在原因。因此,学习和建立防跌倒的意识和措施非常重要。特别是已经伴有关节疼痛或关节不稳的患者更容易跌倒,摔倒时关节可能遭受更加严重的损伤。为了避免跌倒,一定保持家中充足的照明,楼梯上一定安装扶手,不用非固定的地毯,卫生间装上扶手等。

（7）适当使用助行器具：对于伴有关节症状或其他活动能力下降的患者，拐杖可以分担关节压力，提高步行的稳定性，减轻腿部的负担。

（8）适当补钙：多吃一些含钙丰富的食物，促进钙的吸收，如牛奶、稻类、绿叶蔬菜、花生、紫菜等，适当加服钙片。另外，在日常生活中，增加运动和日晒也很重要。40 岁以上的女性，应该要常规补充钙剂和维生素 D_3。

（9）穿一双合脚的鞋：一双合脚的鞋，不仅可以让你走路舒适，还可以减少运动时膝盖承受的撞击和压力。脚背部分能与鞋子紧密结合，宽窄、长度均合适，能正确保持足弓的弧度；鞋子的重量以轻为宜，鞋底不宜过软，而且要有点厚度；鞋后跟可以高 2～3 厘米，鞋底太平则容易疲倦；鞋底上应带有防滑纹。

（10）注意保暖：膝关节由于缺少丰富的肌肉和脂肪组织的保护，局部热量容易散失，温度常比其他部位低。膝关节如果遇到湿寒，会影响局部的血液供应，加速衰老。尤其对于已经受损的膝关节来说，远离湿寒的环境对于保护膝关节来说尤为重要。髋关节虽然位置较深，不易受凉，但仍然需要多加注意。上肢的关节同样如此。

（11）及时去医院就诊：如果有髋膝关节疼痛，建议及时到医院就诊，了解病因，明确诊断，采取适当的保护治疗措施，避免进一步的损伤。

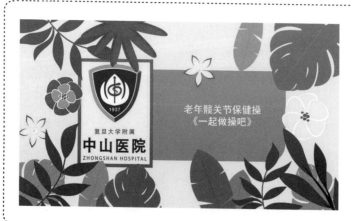

扫码观看视频

年轻人髋关节保健操
《一起做操吧》

扫码观看视频

关节手术后的康复保养

▶ **127. 膝关节置换手术的康复要领有哪些**

膝关节康复的主要内容包括：改善膝关节活动度，提高患者肌肉力量，增强膝关节活动的灵活性及协调性，提高患者的行走能力，上下楼能力及日常生活自理能力。

随着加速康复概念的兴起，现在认为手术当天患者就可活动。大量证据表明，手术当天活动可以减轻疼痛，有利于改善关节功能和缩短住院时间，有利于患者康复。常规情况下，对于配合和体能较好的患者，手术当天就可在医护人员的指导和保护下进行关节活动度训练和下地站立，并尝试在助行器保护下短距离行走。关节活动度是手术后重点关注的内容之一，住院期间，关节活动度应达到0～90°，在术后2周时应尽量达到0～120°。

除关节活动锻炼和下地行走之外，手术后早期还需要进行下肢肌肉力量和协调性的训练，主要包括股四头肌锻炼、直腿抬高训练、踝泵、在病床或椅子支持下/无支持下屈伸膝训练等。这些训练开始时可在病床上完成，可根据完成的情况逐步增加训练量，并尽早熟练掌握如何下地、使用助行器步行、增加站立时间和步行距离。在出院回家后还需要根据医生的建议和指导继续强化锻炼，同时训练在助行器保护下上下楼梯和其他日常活动，争取早日脱离助行器，回归正常生活。

需要强调的是，以上康复过程都需要在少痛甚至无痛的前提下进行，这就需要围手术期的多模式联合镇痛,以保证训练的正常进行,这也是多模式镇痛的主要意义所在,具体内容可参考本书的其他章节。

膝关节术后保健操
《一起做操吧》

扫码观看视频

128. 膝关节置换术后多久可以洗澡

在传统管理模式下,多数患者会被要求在伤口拆线后 3～5 天才可以洗澡。但事实上,按照加速康复的管理理念来看,伤口的封闭与愈合是两个不同的概念,当患者身体情况良好时,手术后 2～3 天时,缝合切口的皮缘之间已经被纤维蛋白所封闭,内外已经隔绝,理论上就应该可以洗澡了。但考虑到有时候在术后 2～3 天时伤口仍有可能会有少许渗血或者渗液,因此延迟到术后 5～7 天时,伤口的封闭应该已经相当牢固。

但是,能否洗澡还受到缝合材料的影响。如果是皮内缝合或者金属材质的皮肤钉缝合的,那么,在术后 5～7 天时,若伤口愈合良好,就可以洗澡了。当然,此时仍不可泡澡,只能是淋浴,也不可用毛巾搓擦伤口,只是让水自然流过,出浴时用干毛巾吸干伤口处的水渍,也无须再用伤口敷料覆盖,直接穿干净的内衣裤即可。由于生活用水中的细菌数量是非常少的,而伤口已经封闭良好,所以不用担心会由此引起感染,而且洗澡可以大幅度减少全身皮肤所携带的细菌数量,反而有利于抗感染。如果伤口是由吸水性的丝线或者可吸收线等非金属材料缝合的,由于水分会随浸湿的缝线进入到伤口内部,所以就不可以那么早地洗澡,而必须等到术后 2 周拆线后才可以洗澡。

拆线后,皮肤钉的钉眼与丝线缝合的线眼也是一个内外的通道,会在 24～48 小时之间由纤维蛋白所封闭。因此,拆线的当天晚上是不可以洗澡的,必须等到次日或者后日的晚上洗澡才是安全的。

手术 3 周后,伤口的愈合已经非常牢固,此时可以开始泡浴。

无论是术后早期的淋浴,还是后期的泡浴,都必须注意体能、肌力、平衡能力等,谨防跌倒,还要注意浴室的通风通气情况,以免气闷头晕。

▶ 129. 膝关节置换手术后需要多久随访复查一次

膝关节置换术后,在早期时,必须于术后 2 周、4 周、8 周以及 12 周到医院进行随访复查,少数疼痛控制或功能训练欠佳的患者可能需要更多的随访次数。早期随访的目的为:① 了解伤口愈合情况,观察伤口是否有感染征象;② 观察下肢肿胀消退程度,排除关节腔内积血和下肢深静脉血栓;③ 了解膝关节功能锻炼恢复情况,包括膝关节伸直、屈曲程度,膝关节周围肌肉有无萎缩;④ 镇痛方案调整与药物补充,在手术后的前 3 个月中,需要及时了解患者的疼痛情况,并随疼痛减轻逐渐减少镇痛用药量,多数患者在术后 2～3 个月时可以完全撤药,也有少数患者疼痛持续时间会较长。这些后续的用药都需要在门诊配药;⑤ 在随访复查当中,医生可对患者答疑解惑,进一步指导患者的后续康复锻炼,提醒患者需要注意的事项;⑥ 在术后 3 个月时摄片了解膝关节假体有无异常迹象。

3 个月以后的随访可以称为后期随访,一般来说,定期复诊的时间段为术后半年、一年,此后为每年一次。定期随访非常重要,可以让医生及时了解人工膝关节在患者体内的情况,及早了解异常情况并尽早处理。当然,如果生活中出现跌倒等意外情况时,或者功能下降、出现疼痛等情况时,也需要随时到医院就诊复查。

▶ 130. 人工膝关节患者日常有哪些注意事项

人工膝关节置换术后应逐步恢复常规生活,但要注意防止外伤、注意合理营养、戒烟少酒,若发现身体其他部位感染征象,需立即就医。

助行器的使用一般为 3～6 周,力量感与平衡感恢复时即可徒手行走。高龄与体弱或者胆小者可改用手杖,外出时也应考虑使用手杖,一方面可自我保护,另一方面同时也向周围人群警告,防止出现意外。一般肌力完全恢复后可以正常行走。

联合使用口服消炎镇痛药物与止痛药物的时间应该要达到 6～12 周,少数患者可能需要 4～5 个月或者更长的时间,前期时需要较大剂量,后期随疼痛减轻逐渐减量撤药。需要注意的是,消炎镇痛药物与止痛药并非同一类药物,需要联合用药,这是多模式镇痛的一个组成部分,而且强调要按时服药,达到超前镇痛的目的,即在疼痛发生前就给予药物控制,以减轻患者的疼痛感受。联合用药的目的是要减少单个药物的使用量,增强其不同作用位点之间的协同作用,从而既增加疗效,又减少不良反应程度。

住院期间,应尽心听从医护人员指导,学习并进行康复训练,使手术膝关节的屈曲能够达到 90°以上,伸直能够达到 10°以内。出院后根据指导,进行进一步的训练,最终的目标是屈曲达到 110～120°或以上,伸直最好接近 0°,即完全伸直。

术后的前 4 周中,小腿与膝关节肿胀的发生率比较高,因此需要合理限制站立、坐起与行走的时间,使用弹力袜有助于肿胀的控制。3～4 周以后,一般就不再会有明显肿胀,就可以鼓励患者大量行走,根据自身体能情况,合理分配体力,越多走越好,而且可以帮助下肢力量的快速恢复。

在以后的生活中,主要是防止关节部位受伤。若有其他部位感染或有创操作,应及时跟关节手术医生联系,在指导下合理使用预防性抗生素。保持每年随访一次。

许多患者在术后早中期时会感觉刀口附近感觉比较热,担心是不是感染。其实,轻度的发热是正常的表现,因为手术后的很长一段时间内,伤口存在持续的愈合反应,其本质上是无菌性的炎症反应,致使局部的温度上升,但皮肤并不会发红肿胀,也没有其他的不适。有资料统计,膝关节置换术后,手术侧刀口皮肤温度要比对侧高 0.5～1℃,时间可持续半年到一年。也有少部分患者的局部皮温升高比较明显,甚至会有发烫的感觉,极少数严重者需要用冰敷或者冷敷，但通常并无其他不适。而如果局部出现比较明显的发热，很快或者逐渐加重，且伴有肿胀发红、疼痛加重、全身发热等情况时，特别是这种症状进展很快时，就一定要尽快去医院就诊，需要排除感染的可能性。

在膝关节置换手术的切口外下侧区域，每个患者都有或多或少的麻木感，随着时间推移，会渐渐减轻。这是因为这个区域的皮肤感觉神经末梢本来是来自膝关节内上方的区域，手术时这些微细的神经束支都被纵向的手术切口给割断了。手术后，这个区域周围特别是上方的神经末支会逐渐爬行进入这个区域，才能使麻木感逐渐消失，但这个过程非常缓慢，可能要1～3年甚至更长的时间。

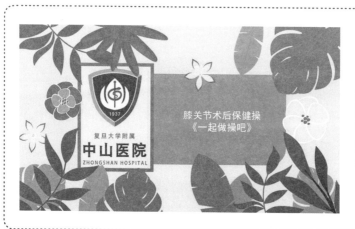

膝关节术后保健操《一起做操吧》

扫码观看视频

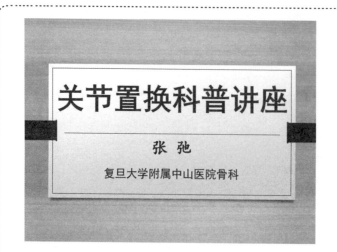

关节置换科普讲座

张弛

复旦大学附属中山医院骨科

扫码观看视频

▶ 131. 髋关节置换术后有哪些康复要领

虽然总体的原则是追求术后快速、无痛、舒适的康复,但是不同的医院与医生对髋关节置换术后的康复要求可以有很大的不同,这里只是讲述笔者团队的观点和做法。但即使是同一团队的手术,患者的年龄、体能、合并疾病情况、理解能力、协调性、疼痛感知度等很多因素仍然会极大地影响术后康复的进程。

以目前国内关节外科发展的程度,在大的关节外科中心,对于绝大多数的简单病例而言,如果局部骨质量良好,患者麻醉反应快速消退,体力足够,术后1~3小时内即可正常进食,半天内即可下地完全负重活动。术后恶心呕吐反应明显者,必定会影响患者的主观感受与体能恢复,多数患者经过一个晚上的休息后会有明显好转,因此可以在手术次日(即术后第1天)下床。体力更弱的患者,如高龄与超高龄的老年人,则需视体力与进食情况,可以再晚数日下地,但床上的肌力训练必不可少,且越早越好。少数存在较复杂情况的患者,比如翻修手术,或术中假体周围骨折、极度肥胖、严重骨质疏松等,可能需要手术后1~3个月才能逐步负重行走。

术后前3天的床上训练一般以仰卧位为主,患肢下垫薄枕,促进下肢血液回流。同时可以屈髋、屈膝收缩,直腿抬高等练习下肢肌肉。屈伸及转动踝关节以防止血栓。下地活动的活动量因人而异,取决于患者的体能感觉,一般每天可使用助步器下地活动三次,每次5~10分钟,在此基础上可根据体能情况增减,重点在于避免因体力不支而跌倒。

夜间可以仰卧位或健侧卧位,翻身时须注意避免动作幅度过大,患侧卧位起初时会因伤口受压而疼痛,一般1~2周伤口愈合后就会越来越好转,反复多压后会逐渐恢复正常,不必顾虑伤口会被"压坏"。从脱位预防的角度来讲,患侧卧位其实更加安全。

可以半卧位或坐直位进食,同样取决于体能情况。

下地锻炼开始时一般需要扶着助步器进行,训练的最终目标是正常行走,方法是让手术的患肢逐渐增强力量,手段是让身体的重量反复不断地施加于患肢。训练时必须注意尽可能让身体自然挺直,双手只是扶着助步器,手上尽量少用力,重心要在脚上,而不是靠手支撑。一般可以分成以下 4 个动作来进行训练。

(1) 重心转移:身体自然站立,把体重从健侧下肢转移到患肢下肢,逐渐增加幅度,反复多次。

(2) 单足站立:当重心能够完全着落到患肢时,可以尝试把健侧下肢提起,让患肢完成单足站立。要领是整个身体完全站直,膝部、臀部、腰部都要挺起来,抬头挺胸,双手双肩放松扶着助步器。练习时,需要注意无论患者身高多少,都需要把助步器调整到最高位置,以避免患者用双手支撑的方式使用助步器,那样不仅下肢得不到训练,而且双上肢会非常疲劳。因此,必须强调双手双肩要放松,"扶着"助步器。多次反复训练后,可以增加单足站立的时间,后期还可以练习双手脱离助步器的单足训练动作,增加平衡能力。

(3) 原地交替小踏步:同样要求身体自然站直,双手、双肩放松扶着助步器,双足交替小踏步,可以自己或旁人伴以"1、2、1"的小口号辅助。刚开始时因双侧臀部的肌力不平衡,会有双下肢长短不一、高低不平的感觉,多加训练,肌力回复后,异常感觉一般就会逐渐消失。

(4) 原地交替高抬腿:适于体力好的年轻人增强训练,可以把大腿抬到接近或高于水平线的位置。反复训练。

手术切口在后方和外侧的患者,一般在术后 2 个月内不要坐沙发,不要坐小凳子,不要用手从身体的后外侧拔鞋跟。除非有特殊情况,我们团队会允许患者偏外展位屈髋超过 90°,鼓励患者做患肢抱膝贴胸的动作训练,增加 2 个月后下蹲能力的训练。我们允许患者在术后 2 个月后可以下蹲,但不建议专门进行下蹲训练,以免导致膝关节的疼痛。

如果手术切口在身体的前方,则基本不会有活动方面的限制,只要体能许可,就不需要顾虑上面这些限制内容的时间界限,只要自我感觉良好,就可以做。体能与肌力会随着时间与训练逐渐恢复,个体差异较大,手术情况与团队理念也会有较大不同,具体操作还是需要听从手术团队的指导。不少患者会担心早期的过多活动会不会"练伤"肌肉,这种担心是不必要的。因为上述的这些训练都是针对日常生活活动的恢复性训练,而不是运动员那样的超负荷训练,只要在训练的过程中根据自己的感觉循序渐进,每天分多次训练,逐渐提高,在自身体能的许可范围内进行,就不会出现"练伤"的情况。

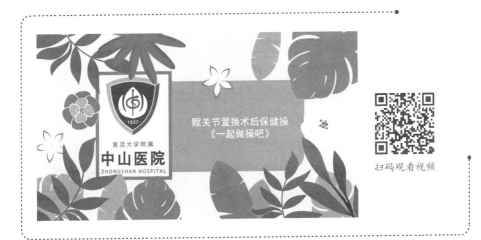

扫码观看视频

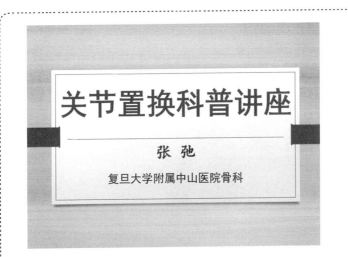

扫码观看视频

▶ 132. 髋关节置换术后多久可以洗澡

髋关节置换术后的洗澡时间需要听从手术团队医嘱。传统上,因为考虑到切口张力的问题,所有骨科手术的拆线时间都是 2 周,拆线后 1~2 天可以允许患者洗澡。因此,遵循传统管理模式的关节外科团队仍然采用这一方式。

加速康复概念兴起之后，对这一模式进行了反思。实际上，伤口缝合后，机体就启动了愈合反应，开始合成纤维蛋白，在术后 24～48 小时即可封闭伤口，将机体内环境与体外环境隔离开来，手术后 3～4 天时，这种阻隔作用已经比较牢固。所以，在术后 4～5 天时，如果切口已经明显干洁，没有渗出，外观良好时，淋浴是非常安全的。但不建议泡澡，直接浸泡可能会软化纤维蛋白层，造成伤口浸渍，减弱防御能力。淋浴时，也要注意避免高压直冲伤口，出浴时，可用干毛巾将伤口处水渍静揾吸干，不要回来擦抹，此后不必再更换伤口敷料，直接穿干净内衣即可。这种方法适用于皮内缝合与皮肤钉缝合的伤口，但不可用于传统丝线缝合的伤口，因为透水的丝线可以为细菌提供通道。

身体良好的普通患者，术后 4～5 天淋浴不仅不会增加感染率，更因为洗澡可以减少身体的菌落数量，还可以减少感染率，相比 2～3 周不洗澡，不仅更舒适，而且更安全。但是，如果患者存在影响切口愈合的不良因素时，则必须视情况相应地延迟洗澡时间，这些因素包括但不限于：未纠正的贫血或低蛋白血症等营养不良的情况、控制不良的糖尿病、类风关、银屑病等自身免疫病等。

喜欢泡浴的患者，可以在拆线后 1～2 周时泡澡，此时伤口已经愈合良好，短时间的泡浴一般没有问题。

▶ 133. 髋关节置换术后多久需要随访复查

髋关节置换术因其良好的手术效果被誉为"世纪手术"，术后的遗忘指数高达 80%～90%。也就是说，在手术康复完成后的日常生活与运动中，其功能与正常侧几乎无区别，患者几乎忘记这个髋关节曾经做过手术。20 年左右的假体生存率也普遍高达 80%～90%，即绝大部分患者的人工髋关节可以正常使用到 20 年以上而不需要翻修。

但是，人工髋关节置换术后仍然需要终身随访。假体需要被定期观察，患者随年岁增长与生活变化需要得到合理指导，如果有突发情况发生时，则应该及时复诊随访。因此，按照不同的随访目的，可以将随访分成不定期随访与定期随访两种。

不定期随访是指如果有髋关节突发疼痛、红肿，不能行走，不能活动或是无力、不稳定感等情况，都要随时联系自己的主刀医生。有时其他系统出现疾病，最好也向主诊医生告知自己的人工关节手术史，看是否需要特别处理。或者当有跌倒等外伤情况时，也需要及时随访。总之，当患者有任何异常或者突发的情况时，如果对手术的髋关节有所担心，就应该要及时复诊。

定期随访的目的是要了解假体在长期的使用过程中有无磨损、松动、周围骨溶解、假体移位、关节功能情况等，以便及时发现异常情况，早期处理解决。定期随访的时间一般是在术后 6 周、术后 3 个月、术后半年、术后一年随访，以后每年随访一次。随着年龄以及关节使用年限的变化，人工关节的影像学表现可能会发生一些变化，常规随访会使您的主刀医生更完善地了解那些变化，如果未来出现一些意外，医生会更有把握处理。虽然绝大多数的人工髋关节能用到 20 年以上，但毕竟仍有部分患者由于各种原因需要翻修。有的问题出现后，患者并没有主观症状，但随着时间推移，会造成处理难度的增加，如假体周围骨溶解、低毒力感染等，常规随访会让医生更早的发现这些问题，更早处理，结果也更好。

▶ 134. 人工髋关节置换后日常生活中有哪些注意事项

人工髋关节置换术后应逐步恢复常规生活，防止外伤，注意合理营养，戒烟少酒。若发现身体其他部位感染征象，需立即就医，以免细菌定植到人工关节周围，增加假体周围感染的风险。因为人工关节假体对人体而言本来就是外来异物，而且其与人体自身组织相接触的边界区域是白细胞较少的区域。同样，遇有外伤时，如果存在出血情况，表明有血管破损并与外周环境相通，细菌就可能进入体内，虽然人体自身存在良好的抵抗与保护机制，但是仍然会增加人工关节假体周围感染的风险。因此，外伤伴出血时，应该立即就医，及早处理伤口，并用抗生素预防性保护 2～3 天。

牙科操作是老年人群常见情况，若遇出血时，同样需要用抗生素保护。区别在于，牙科的操作并非意外，而是预定手术，因此抗生素保护可以提前 1～2 天用药。

助行器步行至无痛、无跛行时可考虑弃拐,高龄者弃拐后外出时尽量使用手杖,可自我保护,同时也向周围人群警告,防止出现意外。一般肌力完全恢复后可以正常行走。

家里常用的物品应放在容易拿到的地方,避免下蹲或踩凳子取高处杂物的动作。老年生活中一定要建立防跌倒意识,必要时需要合理改建家庭设施。高龄体弱者可以在家里安装固定扶手。

现代的人工关节已经比较耐磨、耐用,但是跟健康的天然关节仍然无法相比,而且人工髋关节的活动范围通常要稍稍小于天然关节。所以术后患者可以进行跑步、骑车、游泳、广场舞等常规运动,但身体对抗性强的运动,如篮球、足球、摔跤柔道,以及需要下肢极限活动度的,如攀岩、体操、极限运动等都是不适合的。少数患者使用表面置换,可以适应较为激烈的运动,具体请咨询自己的主刀医生。

手术切口在髋关节后方与外侧的患者,手术后 2～3 个月内,应该避免下蹲动作,不要坐沙发,不要从身体的后外侧方向去拔鞋跟,避免长时间坐小凳子,避免在髋关节内收、内旋时从坐位站起的动作。如果主刀医生允许或者鼓励患髋屈曲超过 $90°$,可以做双手抱膝贴胸的锻炼动作,训练时使双膝适当向外分开。我们团队也鼓励患者在坐位时,把患侧的足踝部搬动到对侧的膝关节上方,以方便穿鞋穿袜;术前活动度较差的患者,术后刚开始做这个动作时会有明显的困难,但多加训练后,一般就能逐渐做到。

如果手术切口在髋关节的前方或前外方,则手术后基本没有动作方面的限制,只要感觉体能许可,几乎可以做所有的日常动作。

无论手术切口在哪里,患者睡觉时都可以自由采用仰卧、患侧卧位、健侧卧位的体位。但需注意翻身时的速度与幅度要有所控制,特别是年老体弱者尤其需要小心。

▶ 135. 关节置换围手术期间该怎样食补

传统的观念认为,手术后 6～8 小时内不能进食,以免麻醉反应导致呕吐、误吸等危险。随着加速康复理念越来越多地被接受,目前认为,关节置换手术是一个胃肠道外的手术，所以当麻醉清醒，患者回到病房，自我感觉舒适时，就可试着喝几口白开水，如果没有呕吐、呛咳等反应，可继续尝试清流质。根据进食后的反应逐步过渡到半流质、普食，避免长时间的禁食、禁饮。因此，加速康复提倡的是"想吃就吃，鼓励早吃"的理念。术后早期，由于创伤、疼痛、活动减少等原因，患者多胃口欠佳，应给予清淡、易消化的食物，等胃口恢复后，即可恢复正常的饮食。

由于手术后人体处于应激状态，代谢率会明显增高，因此在饮食结构上也要有相应变化。手术部位的创伤愈合反应需要大量的蛋白质供应，如果饮食中没有充足的蛋白质补充，人体就会采用"拆东墙，补西墙"的办法，依次把肝脏、肾脏、肌肉中的储备蛋白、功能蛋白进行分解，再通过血液输送到手术部位合成所需的蛋白质。因此，手术前后都要保证营养的摄入充足、合理。原则上应进食高热量、高蛋白、高维生素的食物，通过各种途径增加营养要素的摄入。应进食含优质蛋白的食物，如蛋、奶、鱼和各种肉类，以及各类蔬菜、水果等增加维生素和微量元素的补充，并适当的补充米饭、面条等碳水化合物为身体提供热量。此外还要避免饮食过于油腻，这样不但不利于伤口愈合，还会导致高脂血症、发胖。一些人术后喜欢喝骨头汤或其他肉汤，认为这样可以补充钙和营养，但实际上汤里的钙微乎其微，反而脂肪和嘌呤超标；光喝汤并不能起到补充营养的作用，反而会导致脂肪摄入超标和可能诱发痛风发作。因此，建议直接进食汤里的肉类，汤不宜多喝，痛风的患者尤其需要注意。

糖尿病患者的进食与营养管理要求更高，还必须兼顾血糖的控制，要注意控制具有明显升血糖作用的食物成分的比例，必须服从营养食堂安排的膳食，不能自行额外加餐。在家中控制与调整的主要方法是增加动植物蛋白质摄入的比例，相应减少易致血糖升高的米粮类食物摄入的比例，以免血糖升高。必要时增加血糖监测的频度，以便更好地了解血糖水平，合理调整降糖药物的品种与剂量。

由于我国经济的高速发展，目前在大部分的地区，食品来源丰富，人群普遍处于营养过剩、体重超重或肥胖的状态，但人们的营养观念仍然停留在食品稀缺时代"多吃有福"的过去时态。新时代的正确"食补"观念应该是要控制进食总量，科学合理地管理营养要素成分比例，人工关节置换手术后患者的"食补"同样如此,是在能量管控的前提下,适当增加动物蛋白比例,以满足机体短期内合成蛋白的需要。千万不可多吃长胖,须知长肉容易减肥难。当然,原先存在营养不良的患者另当别论。

▶ 136. 如何判断自己出现了人工髋关节假体脱位

大多数人工髋关节假体脱位是发生在术后 3 个月内的早期脱位,多发生于患者肌肉控制和力量未完全恢复之前,2～3 个月以后,随着肌力的恢复、假体周围新的瘢痕性关节囊的形成,脱位率会明显降低。晚期的脱位可在日常活动已经恢复正常以后发生,发生率非常低,原因多样。人工关节脱位发生时,患者往往在某个扭转动作或做了关节极度活动以后突感疼痛,不能活动,下肢出现向内或向外的异常姿势,并伴有肢体的短缩。极少数的患者脱位后并无明显疼痛,但一定会存在突然的活动无力与行走困难。此时应马上联系救护车送医院就诊,尽量联系自己的手术医生,做好立即手法复位的准备。同时还需要禁食、禁水,以免需要在麻醉下复位,尽量缩短脱位至复位之间间隔的时间。因为延迟复位越久,手法复位的难度越大,少数麻醉下手法复位不成功的患者,需要切开复位。如果晚期出现 2 次以上的反复脱位,或者怀疑存在假体位置不良的情况,可能需要进行人工关节翻修。在手法或切开复位后,需要使用髋关节支具或石膏限制关节活动 4～6 周;若做了人工髋关节假体翻修,则根据术中的具体情况,有时需要禁止负重和制动 6 周到 3 个月。

▶ 137. 什么是假体周围骨折

假体周围骨折是人工关节周围的骨骼发生骨折,分两种。一种是术中骨折,多数与骨质疏松或骨量不够有关,术中骨折通常会由主刀医生在术中就进行相应的处置,加用内固定或者更改手术方案,多数患者的术后完全负重时间要推后,具体负重时间应由主刀医生结合患者病情决定。

另一种是术后外伤导致骨折,这个情况较为复杂,有的可以保守治疗,有的需要手术内固定治疗,也有的需要翻修手术,甚至是二期翻修。采用何种治疗方案需要根据骨折位置和假体的关系、是否影响到人工假体的稳定性、骨骼质量、骨缺损的情况等方面综合考虑。一旦出现受伤后肢体的疼痛、肿胀、活动障碍和畸形，换句话说，出现了手术侧的肢体的骨折征象，应尽快就医，可以的话尽量联系自己原来的主刀医生。翻修手术时非常重要的一点是要了解原先使用的假体的品牌与型号等信息，便于准备相应的配套工具，这些信息在首次手术的病史系统里都会有记录。

术后外伤主要来源于老年人的跌倒。预防跌倒是预防假体周围骨折最重要的方面。在肌力不够的情况下，要有完备的助行器械，如助行器、拐杖、手杖等。无法完全恢复正常肌力的老年人家里应装好各类扶手，如厕所、空墙处、房间转角处等。需要持之以恒地进行下肢肌肉训练，尤其是股四头肌和髂腰肌。要治疗容易引起摔倒的一切因素，如膝关节炎、骨质疏松、下肢神经肌肉病变、腰椎疾病等。

如果出现下肢无力、疼痛等原来没有的症状或原有不适加重等情况，均需来医院复诊。疼痛出现或加重往往是假体不稳定、松动、感染等异常情况的常见信号，疼痛本身还会造成功能障碍或行动不便，增加跌倒风险，此时跌倒造成的假体周围骨折情况更为复杂，处理更加困难。这也是我们一再强调要加强定期与不定期随访的原因。

▶ 138. 人工关节到了 10 年就一定要重新置换吗

门诊会碰到不少患者来询问一个奇怪的问题："医生，我这个人工关节已经快到十年了，是不是就应该要翻修了？"这个问题的来源，其实还是在早期时候的术前宣教，多数医生只是简单而笼统地讲假体的使用寿命大概在十年左右。国内开展现代人工关节置换手术的时间相对较晚，整个 90 年代及以前都处于起步期，00 年代属于发展期，10 年代则是成熟与快速发展期。早期的时候，医生们限于经验，对假体生存率的说法会比较保守，导致"十年"的说法流传甚广。

早期的聚乙烯并不是高交联的，其磨损较快，磨损颗粒较大，会引起软组织与骨组织的溶解反应，而那时的陶瓷也确实相对易碎，导致较低的假体生存率与较高的翻修比例。90年代，改进后的高交联聚乙烯与第四代的δ陶瓷相继上市，并开始大量推广，极大地改进了人工关节界面的摩擦性能。

与摩擦界面材料的改进相伴的，还有假体外形与涂层设计的进步，以及这些新的材料与设计进入国内市场，使得我国人工关节因磨损导致的翻修也越来越少见，十年生存率（用了10年还没有坏掉的关节的比率）达到90％～95％左右，二十年生存率也达到80％～90％甚至更好。因此，现在的患者，只要人工关节部位没有不适症状，随访影像学检查也没有异常，那就可以大胆地使用下去，并不受10年或者20年时限的限制。目前的关节外科医生们的期许目标，是让尽可能多的患者的人工关节可以一直用到老。

▶ 139. 人工关节需要翻修的常见原因有哪些

人工关节需要翻修的常见原因主要有以下几种。

（1）早期的人工关节界面材料采用的是传统的高交联聚乙烯，其磨损颗粒导致骨溶解，假体松动，称为无菌性松动，是当时人工关节翻修的主要原因。松动后的人工关节失去了稳定性，伴随患者活动时的疼痛和活动障碍，若不及时翻修，骨溶解可能继续增加，关节功能、生活质量也得不到保障。在国内，这种情况主要在15～20年前进行的人工关节手术中出现较多。2005年之后的进口人工关节和一部分近年来的国产人工关节，已经采用了超高铰链聚乙烯或是采用陶瓷对陶瓷的界面，因此，因磨损导致的翻修已经越来越少见了。在目前的文献中，还没有看到与高交联聚乙烯相关的骨溶解的报告。

（2）关节不稳（包括髋关节反复脱位，如果是膝关节，经常是疼痛，无力），引起关节疼痛和活动受限，影响生活质量。这种情况具体原因很复杂，和患者自身情况、局部解剖、假体安装、术后康复过程、外伤、感染等都可能有关。如果症状明显，关节功能受损显著时，就需要进行翻修手术。每个患者的关节不稳定都需要被仔细分析，确认其原因，并在翻修手术中对之进行纠正，是翻修手术成功的重要前提和重要保障。

（3）假体周围感染，可以分为早期的术后急性感染和后期的慢性感染，以及急性血源性感染（术后超过三个月，由于其他部位感染，病原菌通过血液导致关节感染,会突然出现关节红肿热痛等)等不同类型。无论是何种类型,当可疑情况出现时,应在第一时间就诊,由医生根据临床症状作出初步判断,再进行相应的影像学、血液学、病原学的检查。其中,获取培养标本是重中之重。

无论是患者还是医生,都必须牢记,当怀疑假体周围感染时,第一要紧的事情是获得培养标本,在此之前,千万不可以随意使用抗生素。"获得标本之前不可使用抗生素"是治疗假体周围感染的最重要原则,是治疗成功的重要保证。细菌有无数种,不同的细菌的耐药性大相径庭,只有找到细菌,在确定其敏感抗生素后再对症用药,才能真正起效并且节省治疗时间、难度与费用。在获得培养标本之后,医生可以根据经验开始使用抗生素,等待培养与药敏结果再行调整方案;如果在获得标本之前就开始用药,任意抗生素的抑菌作用都会大大降低细菌培养的阳性率,使得此后的治疗变成愈加困难。对于已经使用过抗生素的感染病例,正确的对策是停用所有抗生素两个星期,等待抑菌效应消除,细菌重新开始生长增殖,再采集标本进行培养,开始上面的过程。

术后早期感染与急性血源性感染时,有可能可以通过敏感抗生素、多次清创手术治疗来保住人工关节。但对于药物治疗和清创效果不好的患者,以及迟发性的、慢性感染的患者则可能需要做翻修手术,因为长期的感染会造成骨质破坏,引起感染性的假体松动,从而需要翻修手术。感染的翻修手术可分为一期翻修(即一次手术完成旧的假体取出、清创和新假体植入)和二期翻修(即第一次手术取出旧的人工假体,清创,等感染控制后再做手术放入新的假体)。二期手术的好处是可以观察抗感染治疗的效果,第二次手术是在感染已被控制的干净组织中进行的,相对成功率稍微高一点,同时具有更多的选择性,如果第一次清创手术未能控制感染,可以重复清创。一期手术对于患者来说,更方便、更经济,也更快速舒适,但一旦失败再次感染,不仅增加了假体费用的损失,而且此后的处理越加困难。一期手术的必要条件是必须有明确的病原菌并有合适的敏感抗生素;反之,如果没有明确的病原菌和敏感抗生素,则一期手术的失败率极高。施行一期还是二期手术,需要手术医生根据患者自身情况、病原菌是否容易控制、假体情况、团队技术与经验等综合考虑。

(4)外伤后假体周围骨折或关节不稳定。假体周围骨折可能导致关节松动,从而需要翻修手术,如果微小的骨折对假体稳定性无明显影响,则可采取保守治疗或内固定手术而不必翻修假体。有时,单凭 X 线片、CT、MRI 等检查也很难明确假体是否松动,甚至需要术中判断才能明确。事实上,多数的假体周围骨折都会伴有假体的松动。

(5)术后关节僵硬,无论是膝关节还是髋关节,都有一定的发生率,但两者的情况还是有很大的区别。共同的特点是与术前的状况有很大的关系,术前就关节僵硬的患者,术后僵硬的风险很大,所以此类患者对手术的预期及其相关风险的理解就非常重要;另外,翻修手术后僵硬的发生率也要明显大于初次手术,复杂手术的术后活动度也会受到相当影响。对于术前活动度较好的患者,如果出现术后僵硬,其原因就要复杂得多了,可能的相关因素包括原发病如强直性脊柱炎、镇痛不足、功能训练、心理因素、肌力、体能、骨化性肌炎、假体安装欠佳等,需要对个体病例进行详尽的评估与分析,才能提出合适的解决方案。在髋关节,如果是源于康复与心理等方面的原因,还可以通过相应的强化措施进行纠正;但在膝关节,如果错过相应的时间窗口,瘢痕挛缩已经形成,就很难单纯通过强化康复训练获得改善,即使通过关节镜与开放手术进行松解,效果也并不理想,有时必须通过翻修手术才能解决。

(6)假体断裂或其他假体损坏、磨损等。虽然此种情况的发生率非常之低,但仍然会在临床上偶尔碰到一些特殊的病例,需要根据出现问题的是哪部分假体,对相应的假体组成部分进行翻修,但分析其发生原因依然是翻修手术的核心内容,以避免重复或者保留原有的错误,很多时候,部分翻修的策略并不可取。

▶ 140. 关节置换后需要做其他手术或检查有哪些注意事项

关节置换术后早期,应尽量避免做内镜检查、口腔治疗或其他有创操作,如果可以的话,最好推迟到 3 个月以后,以减少人工关节假体周围感染的风险。另外,关节置换术后,还会常规使用一定时间的抗凝药,非甾体类消炎止痛药等,也会增加溃疡与出血的风险。若有特殊情况必须进行有创检查与其他操作时,应该及时如实告知人工关节手术病史情况,进行必要的药物调整,以及选择合适的预防用抗生素。比如口腔治疗时,如果会发生出血情况,则需要提前1～3天开始预防性使用口服甲硝唑等。可以联系关节外科医生直接对话牙科医生,使他们了解感染预防的重要性和必要性。常规内镜检查引起的菌血症概率和刷牙出血相似,可以不需要服用抗生素预防。但如果是内镜下治疗的话,请让内镜医生和关节外科医生沟通,虽然目前仍然缺乏相关的循证医学证据,但是适度的预防治疗总归没有坏处。